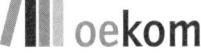

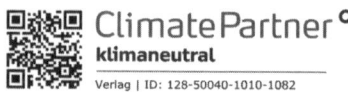

ClimatePartner °
klimaneutral
Verlag | ID: 128-50040-1010-1082

Selbstverpflichtung zum nachhaltigen Publizieren

Nicht nur publizistisch, sondern auch als Unternehmen setzt sich der oekom verlag konsequent für Nachhaltigkeit ein. Dieses Buch wurde auf FSC®-zertifizierten Papier gedruckt. Alle durch diese Publikation verursachten CO_2-Emissionen werden durch Investitionen in ein Gold-Standard-Projekt kompensiert. Die Mehrkosten hierfür trägt der Verlag. Mehr Informationen finden Sie unter: http://www.oekom.de/allgemeine-verlagsinformationen/nachhaltiger-verlag.html

Bibliografische Information der Deutschen Nationalbibliothek:
Die Deutsche Nationalbibliothek verzeichnet diese Publikation
in der Deutschen Nationalbibliografie; detaillierte bibliografische
Daten sind im Internet über http://dnb.d-nb.de abrufbar.

2. Auflage
© 2017 oekom verlag München
Gesellschaft für ökologische Kommunikation mbH
Waltherstraße 29, 80337 München

Lektorat: Uta Ruge
Korrektorat: Maike Specht
Satz: Ines Swoboda, oekom verlag

Druck: GGP Media GmbH, Pößneck

Alle Rechte vorbehalten
978-3-96006-009-3

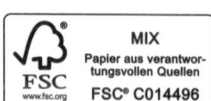

MIX
Papier aus verantwortungsvollen Quellen
FSC
www.fsc.org   FSC® C014496

WOLFGANG SCHMIDBAUER

Raubbau an der Seele

Psychogramm
einer überforderten
Gesellschaft

Teil II

DAS PERFEKTE IST EIN MÄRCHEN

Teil III

RESSOURCEN AUFSPÜREN, UMDENKEN

VORWORT

In den frühen Sechzigerjahren finanzierte ich mein Psychologiestudium als Werkstudent und begann Artikel für ein medizinisches Magazin zu schreiben. Mein Chef, Ildar Idris, reiste oft nach Amerika und brachte von dort Rahel Carsons Buch *Silent Spring* mit, eine flammende Kritik an dem Missbrauch der Insektizide in der landwirtschaftlichen Produktion. Erst wird das Gift mit dem Flugzeug ausgebracht, dann sterben die Vögel. Das Gift wird ins Meer geschwemmt. Am Ende enthält die Muttermilch von Eskimofrauen so viele schädliche Chemikalien, dass sie als Nahrungsmittel nicht zugelassen würde.

Ich verliebte mich kurz nach einer Rezension von Carsons Buch in eine Dolmetscherin und bezog wenig später zusammen mit ihr ein Steinhaus über dem Mugello nördlich von Florenz. Eine traumhaft schöne Landschaft und darin ein verlassenes Gehöft, das für ein paar tausend Mark zu haben war. So begann ein Aussteigerleben[1], finanziert durch den Medizinjournalismus, in einem Haus ohne Elektrizität, ohne fließendes Wasser, mit einer für Ochsenkarren, aber nicht für Automobile geeigneten Zufahrt.

Experimentierfreudig und sparsam unterwarfen wir uns diesem Haus, statt es den Ansprüchen des zivilisierten Wohnens in Mitteleuropa anzupassen. Wir flickten das Dach, säuberten die alte Wasserstelle unter dem Haus und entdeckten, dass ein Leben ohne Komfort nicht nur möglich, sondern auf einer emotionalen Ebene geradezu luxuriös ist – kein Autolärm, Holz aus dem Wald, Wärme aus dem offenen Kamin, Wasser von der Quelle, Licht von einer Petroleumlampe. Keine teuren Geräte, keine Zeitfresser.

Wenn heute mein Computer streikt und ich die Expertin brauche, denke ich an die mechanische Schreibmaschine von damals, die sich nach dem Abnehmen der Verkleidung meinem Verständnis ihrer elementaren Funktionen bereitwillig öffnete: Farbband einlegen, Typen ausrichten, ein paar Tropfen Öl, alles ist wieder gut. Wir gingen zu Fuß zu dem VW-Käfer und fuhren zweimal pro Woche zum Einkaufen. An Fremdenergie verbrauchten wir 1969 im Monat tausend Lire (damals ungefähr sechs Mark) für Kerosin und Propangas.

Umweltgifte waren eines der Themen, über die mir Bücher zur Rezension und Artikel für Magazintexte zugeschickt wurden. Ich hatte Psychologie studiert, mich in die Naturwissenschaften und in die Medizin passabel eingearbeitet, schrieb an einer Promotion, beschäftigte mich mit antiautoritärer Erziehung, mit Psychohygiene, mit einem Leben, das sich auf die wichtigen Dinge konzentriert und nicht von der Jagd nach Luxus und Gewinnmaximierung vergiftet ist. Warum also nicht den Verschwendern ins Gewissen reden, auch die Motive der Verführten und Gleichgültigen bloßstellen, nicht nur die der profitgeilen Verführer in der chemischen Industrie? Würde nicht so viel Überflüssiges gekauft, das uns abhängig, aber nicht glücklich macht, dann stünde es besser um die Welt! Was waren die Motive, die eine vernünftige (»sapiens«)

Lebensform in eine destruktive verwandeln? Ist es die schon in der frühen Kindheit beginnende orale Frustration durch den Ersatz der Mutterbrust durch die Flasche, sind es die analen Fixierungen, die nur den rasierten, desodorierten, parfümierten und geschminkten Körper attraktiv erscheinen lassen, sind es die Leistungsfixierung und die in ihr wurzelnde Freudlosigkeit, wenn Kinder nicht einfach *sein* können, was sie sind, sondern »gut« sein müssen, gut nach den Vorstellungen der Eltern? Durch Leistungsdenken verkümmert, zentriert sich das Ich von *Homo consumens* neu um das Sich-leisten.

Homo consumens. Der Kult des Überflusses war der Titel des ersten konsumkritischen Buches, das 1972 erschien; es wurde viel rezensiert, viel getadelt (auch Jesus wäre mit dem Auto gefahren, hätte er eines gehabt, schrieb ein Rezensent in der ZEIT). Die Schlussprognose – *Homo consumens* sei wie der Dinosaurier zum Aussterben verurteilt; es hänge von uns ab, ob *Homo sapiens* ihn überlebt – ist inzwischen Allgemeingut; Harald Welzer hat sie jüngst als die Alternative zwischen *design* and *disaster* beschrieben: Entweder entwerfen und bauen wir eine zukunftsfähige Kultur, oder wir werden von der Katastrophe überrollt.

Das Buch über *Homo consumens* hat seit 1984 als Taschenbuch seinen lateinischen Titel eingebüßt und unter dem Titel *Weniger ist manchmal mehr* noch eine Reihe von Auflagen erlebt. 2010 hat meine Tochter Lea ein E-Book herausgebracht, in dem beide Titel kombiniert wurden: *Homo consumens. Weniger ist mehr.*

Mir schien der Text später zu moralisierend und zu pathetisch. Als ich ihn schrieb, war ich kaum dreißig Jahre alt und hatte keine klinische Erfahrung als Psychotherapeut. Die Leser urteilten freundlicher. Da es einer der ersten psychologischen Texte zur Ökologie war, wurde ich später gelegentlich von Verlagen angefragt, ob ich nicht eine neue Fassung schreiben wolle. Ich las dann einige Seiten wieder – und gab auf. Erst in den letzten Jahren, angeregt durch verschiedene Tagungen – zuletzt durch eine zum Gedenken an *Small is beautiful* –, kam ich zu dem einzig realistischen Plan: Ich musste das Ganze von Grund auf neu fassen, einen Ansatz finden, der meinem gegenwärtigen Verständnis entsprach.

Raubbau an der Seele greift den Gegensatz von *Homo sapiens* und *Homo consumens* jetzt wieder auf, an einem aktuellen gesellschaftlichen Problem: der wachsenden Gefährdung von Lebensqualität und Arbeitsfähigkeit durch Depressionen und ihre Vorstufen, wie Burn-out, Mobbing und Stalking. Bedrohlich ist nicht allein das depressive Leid, sondern auch dessen Behandlung durch chemische Stoffe, die in vielen Fällen mehr schaden als nützen. Vor allem verschleiern antidepressive Medikamente den Hintergrund der depressiven Symptomatik, den kulturellen Prozess, der ihre Voraussetzungen herstellt.

Die Depression entsteht nicht aus mikrobiologischen Mangelzuständen an den Verbindungen der Nervenzellen. Was sich da nachweisen lässt, ist nicht Ursache, sondern Folge eines unbewussten Geschehens, in dem Gesellschaft und Individuum einander ergänzen. Die Depression folgt dem Zusammenbruch von seelischen Strukturen, die sich als unerfüllbare Erwartungen oder als manische Abwehr beschreiben lassen. Sie hängen eng mit den Verleugnungsstrategien und Verwöhnungsbedürfnissen des *Homo consumens* zusammen.

EINLEITUNG
Zur Ökologie der Depression

Die kannibalische Dynamik der Konsumgesellschaft spiegelt sich in der individuellen Psyche. Wie die hoch entwickelten Gesellschaften bis zu sechsmal mehr Energie und Rohstoffe verbrauchen, als sich auf dem Planeten regenerieren können, so wächst auch in den Konsumgesellschaften die seelische Erschöpfung und nimmt bedrohliche Formen an. Die Depression wird zur häufigsten Ursache der Unfähigkeit, am gesellschaftlichen Leben teilzunehmen. In armen Ländern sind Entspannung, Lebensfreude und Bereitschaft zum Lachen leichter zu finden als in den reichen. Dort dominieren Ängste.

Ein Verständnis der Depression wird durch falsche Alternativen behindert, jener zwischen *nature or nurture* (»Erbe *oder* Umwelt«) ebenso wie jener zwischen »Schuld *oder* Schicksal«, »Krankheit *oder* Verantwortung«. Anlagen werden durch die Umwelt entwickelt und verwirklicht. Es ist gleich absurd zu behaupten, Intelligenz oder eine Psychose sei »angeboren«, wie sie seien »anerzogen«. Falsche Alternativen sind ein Ausdruck unbewusster Ängste: Wir suchen fanatisch nach Sicherheit in einem unübersichtlichen Feld. Wer in Panik handelt, sieht nur Schwarz oder Weiß und stürzt sich bedenkenlos ins Licht.

Vereinfachungen machen Entscheidungen leichter und helfen, Störendes zu entsorgen. Dann liegt dieses Störende in einer Schublade, auf der »Krankheit« steht und für deren Inhalt das Medizinsystem zuständig ist. In diesem Sinn ist Depression – ebenso wie Alkoholismus – eine »Krankheit«. Vernachlässigt wird, dass es Erscheinungen gibt, deren Bedeutung wir durch den Krankheitsbegriff begrenzen, ja abwehren.

Wer die Anlage zur *Chorea Huntington* in sich trägt, wird irgendwann schwer krank, egal, in welchen Umständen er aufwächst und lebt. Aber niemand kann Alkoholiker in einer Kultur werden, in der kein Alkohol produziert wird.

Bei der Depression ist es etwas komplizierter. Sicher ist, dass frühkindliche Erfahrungen und soziale Einflüsse eine wichtige Rolle in diesem Geschehen spielen. Sie sind aber nicht so leicht dingfest zu machen wie eine Droge oder ein Virus.

Kein Kundiger wird in der Behandlung eines an *Chorea Huntington* Erkrankten an dessen Verantwortungsgefühl und Entscheidungskraft appellieren, aber in der Behandlung von Alkoholikern und Depressiven wird dies ständig getan. Komplexe Störungen wie Sucht und Depression existieren an einem Ort, der dem Limbo des Mittelalters entspricht. Es sollte jene Seelen aufnehmen, die weder in den Himmel noch in die Hölle gehörten. Jetzt will die Gesellschaft sie an die Medizin loswerden. Wenn die Ärzte ihre Arbeit ernst nehmen, versuchen sie durchaus, diese Störungen zurückzuexpedieren.

Woher kommen Depressionen? Der wichtigste schädliche Einfluss in der Konsumgesellschaft ist die Angst der Eltern, dass aus dem Kind »nichts werden« könnte. Sie prägt das Kind stärker, als die Eltern es bemerken und beabsichtigen. Seine

Verinnerlichung von Angst und Unruhe führt dazu, dass die entsprechenden seelischen (und nervösen) Strukturen überaktiv werden. Insbesondere Eltern, die ihre eigenen Traumatisierungen gerade noch kompensieren können, wollen dann »das Beste« für ihre Kinder – und setzen sie unter einen Druck, der deren seelische Entwicklung belastet.

Die Überschätzung von Leistung und Anpassung als Grundlage des Selbstgefühls in unseren Gesellschaften ist den Depressionsgefährdeten nicht bewusst. Sie finden diese Position völlig »normal«. In der Konsumwelt ist die Orientierung an einer täglich erlebten Sinnhaftigkeit des eigenen Tuns und an einem handwerklichen Streben nach *guter Arbeit* zurückgetreten. Sie wird durch einen unpersönlichen, nicht mehr auf Handwerkliches gerichteten Perfektionismus ersetzt – ein angesehener Beruf, viel Geld verdienen, attraktiv sein, attraktive Partner finden. Solange das Streben nach Perfektion handwerklich geordnet bleibt, schadet es nicht. Sobald es sich aber auf Gefühle, Beziehungen, Charaktereigenschaften oder soziale Anerkennung richtet, wird es zum Verhängnis. Denn die perfekte Liebe gibt es so wenig wie den perfekten Chef oder die perfekten Eltern.

»Da, wo du nicht bist, ist das Glück!«

»Ich kann nicht spazieren gehen. Der Englische Garten ist voller glücklicher Paare!« Dieser Satz einer depressiven Patientin zeigt die Hartnäckigkeit, mit der ein Lebensgefühl den Menschen in die Moderne begleitet, das historisch mit Begriffen wie »Melancholie« oder auch »romantischer Isolation«

verknüpft wird. Gegenwärtig wird es eher als Versagen der Versorgung unserer Synapsen der medizinisch-pharmakologischen Verwertung zugerüstet.

Die letzte Zeile des 1821 veröffentlichten Gedichts von Georg Philipp Schmidt von Lübeck wird oft zitiert, um die romantische Weltsicht zu beleuchten. Sie ist vor allem in der Vertonung durch Franz Schubert unter dem Titel *Der Wanderer* bekannt geworden und steht in den geläufigen Deutungen für die Unvereinbarkeit des romantischen Ichs mit der Alltagswirklichkeit *(Ich bin ein Fremdling überall)*, der Sehnsucht nach einem Land, in dem Träume Wirklichkeit werden.

Depressive denken während der Arbeit mit Kummer daran, dass sie bei schönstem Wetter am Schreibtisch sitzen und sich mit fremdbestimmten Aufgaben quälen müssen. Wenn sie endlich das tun, wovon sie während der Arbeit geträumt haben, etwa auf einer Parkbank zu sitzen und sich die Sonne ins Gesicht scheinen zu lassen – dann quälen sie sich mit Selbstvorwürfen, dass sie jetzt faulenzen, statt zu arbeiten.

Das melancholische Lebensgefühl, in dem aus dem Unbewussten auftauchende Stimmungen und Gedanken den unbefangenen Genuss der Gegenwart erschweren, ist in der antiken Medizin mit einem Übermaß schwarzer Galle verbunden worden. In der von der Pharmaindustrie geprägten Psychiatrie der Gegenwart hat vielfach ein genetisch bedingter Mangel an Serotonin diese Rolle übernommen. Beide Erklärungen entlasten das Ich von einem Rätsel: »Ich bin gesund, habe eine liebende Frau und wohlgeratene Kinder, einen sicheren Beruf – und bin dennoch unglücklich, kann mich nicht freuen, denke an Selbstmord.«

Kulturwissenschaftliche und psychologische Aspekte zur Depression haben es gegenwärtig schwer, sich zu behaupten. Das ist im Grunde nicht verwunderlich. Wer selbst depressiv ist oder Depressionen erforscht, steht wie in der alten Allegorie über Tugend und Laster an einem Scheideweg. Die eine Straße ist breit und bequem, die andere steil, unübersichtlich und mühevoll. Die neurobiologischen Hypothesen entlasten die Kranken ebenso wie ihre Ärzte und fördern den Umsatz einer mächtigen Industrie. Freilich reduzieren sie auch die Möglichkeiten, die Inszenierung des Kummers und seine Wurzeln in Familie, Biografie und Gesellschaft freizulegen.

In der Allegorie führt der breite, bequeme Weg in die Hölle, der steile und schwierige ins Paradies. Seit wir nicht mehr an solche Jenseitswelten glauben, scheint weniger denn je gegen breite und bequeme Wege zu sprechen. Aber das hat Menschen noch nie daran gehindert, klettern zu gehen, statt mit der Seilbahn zu fahren. In diesem Sinn wird hier versucht, das Geheimnis der Depression zu entschlüsseln.

Ich beginne mit einer Geschichte, die den Einbruch einer Depression in das Leben einer Siebenjährigen beleuchtet. Sie hatte die Mutter um Erlaubnis gebeten, einen Jahrmarkt zu besuchen, der in ihrem Heimatort veranstaltet wurde. Dort sah sie am Geschäft eines Schaustellers zum ersten Mal in ihrem Leben eine mechanische Orgel in vollem Betrieb. Der Eindruck war überwältigend. Eine wunderbare, den ganzen Körper durchdringende, rhythmische Musik griff nach ihr und wie eine Geisterhand in sie hinein. Dazu kam noch das Schauspiel von silbern glänzenden Figuren, die im Takt des Schmetterns der Pfeifen auf kleine Trommeln und Tamburine schlugen. Die Siebenjährige war begeistert, sie versank in den Anblick, ließ sich mitreißen, von Entzücken erfüllt.

Dann stieg eine Spannung in ihr auf, der Genuss trübte sich, sie wäre am liebsten weggelaufen und konnte es doch nicht. Allmählich nahmen ihre Trauer und Furcht Gestalt an: Sie stand hier allein, sie genoss dieses atemberaubende Schauspiel allein und egoistisch. Sie hatte nicht an ihre Mutter gedacht, die zu Hause war und dieses Schöne nicht genießen konnte. Jetzt wusste das Mädchen genau, was zu tun war: zur Mama laufen, sie herbeiholen, damit auch sie dieses Schöne genießen, den Rausch der Töne und Bewegungen mit ihr teilen konnte.

Gedacht, getan. Die Mutter stand in der Küche und war beschäftigt. Erst begriff sie nicht, was ihre Tochter wollte. Die Kleine war so eifrig, fordernd und fast den Tränen nahe, wenn die Mutter nicht gleich mitkommen würde, um auch zu sehen, was da so schön war, dass es unbedingt gesehen werden musste, Figuren, die Musik machten, bitte, bitte, komm doch mit, es dauert nicht lange!

Endlich trocknete die Mutter die Hände an der Schürze ab, hängte sie an den Haken und ging mit. Dann stand sie neben der Tochter und sah die Jahrmarktsorgel, die sie schon ein Dutzend Male gesehen hatte. Was sollte das Besonderes sein? Da war nichts Besonderes, ein Musikautomat, nichts weiter! Schritt für Schritt, während das Kind den Mangel an Begeisterung bei der Mutter sah, verschwand auch die eigene Begeisterung. Die Orgel war nicht mehr schön, die Musik klang blechern und gewöhnlich, konnte es sein, dass es immer dieselbe Melodie war? »Was soll das schon sein? Für dieses

Gedudel hast du mich von meiner Arbeit weggeholt! Das nächste Mal überleg dir das vorher!«

Das Kind verstand jetzt selbst nicht mehr, warum es die Mutter hatte dabeihaben wollen. Es hatte die Freude an der Orgel und an dem ganzen Jahrmarkt verloren, ging mit der Mutter nach Hause, fühlte sich erschöpft und müde.

Die Mutter hatte sich ihr Leben anders vorgestellt. Ihr Ehemann war Beamter, Richter, eine gute Partie, sie musste froh sein, dass sie ihn bekommen hatte, er war gut zu ihr, aber – und durfte sie das überhaupt denken? – er war langweilig, pedantisch, erzählte nie etwas von seiner Arbeit, erzählte eigentlich überhaupt nie etwas, lebte so dahin, wollte das Kompott zum Nachtisch angewärmt, er hatte einen empfindlichen Magen.

Sie versorgte die Kinder, das war nun einmal ihre Pflicht. Sie war streng zu ihnen, schlug sie manchmal. Wenn schon sie ihre Pflicht tun musste – dann konnte sie auch den Kindern keine Nachlässigkeiten durchgehen lassen. Der Vater mischte sich selten ein. Erziehung war Frauensache.

Während man sich in das Ende der Szene leicht einfühlen kann, gleicht ihr Anfang durchaus dem Rätsel, welches das Einsetzen der Depression bei Erwachsenen umgibt. Was hindert die Siebenjährige, den von ihr soeben entdeckten Genuss alleine auszukosten, bis er sich erschöpft und beginnt, die kleine Zuschauerin zu langweilen? Warum hat sie plötzlich keine Freude mehr, sondern Angst, die sie dazu zwingt, die Fantasie zu entwickeln, sie müsse die Mutter dazu bringen, sich ebenso zu freuen wie sie?

Die Analyse der Kindheitserinnerung ergibt, dass das kleine Mädchen eine angespannte Beziehung zur Mutter hat. Es beneidet die Mutter um ihre Privilegien und ihre Macht, um den Platz an der Seite des Vaters. Es nährt in sich Gefühle, von der Mutter gegenüber dem Bruder benachteiligt zu sein. Zu den elementaren Qualitäten des menschlichen Erlebens gehört es nun, dass wir bedeutungsvolle Personen, von denen wir uns abhängig fühlen, durch die Brille der eigenen Affekte sehen.

Wer sehr bedürftig ist und sich die Liebe, die ihm mangelt, am liebsten mit Gewalt holen würde, fühlt sich von einem Vampir bedroht, der ihm das Blut aussaugt. Und wer neidisch ist, fühlt sich vom Neid bedroht, wenn er etwas genießt und nichts abgibt.

In dem Glücksmoment hat das Mädchen die Mutter vergessen. Es hat sich entspannt und in der Begegnung mit dem schönen Erlebnis treiben lassen. Dann meldet sich mit einem Schlag die Angst. Das Kind erschrickt vor sich selbst, vor seiner Sorglosigkeit, seiner Nachlässigkeit. Für einen viel zu langen Moment hat es nicht an die Mutter gedacht und sich seiner Autonomie erfreut. Die Mutter war ganz überflüssig, alle Pflichten, welche die Mutter ihm auferlegte, waren vergessen – lebte die Mutter noch, oder war sie vielleicht sogar schon verschwunden, war verstorben, war einfach weg? Das Kind erschrak, wie jemand erschrecken mag, der sich nach dem Tod eines nahestehenden Menschen zu dauernder Trauer verpflichtet fühlt und plötzlich bemerkt, dass er gedankenlos seinen Tee und sein Sandwich genossen hat.

Die Angst, die solcher Genuss auslöst, hängt mit der Fantasie zusammen, dass die Mutter mich ebenso beneidet, wie ich sie beneide, dass sie mir die Freude nicht gönnt und ich schleunigst dafür sorgen muss, dass sie diese Freude mit mir teilen kann, sonst muss ich ihre Rache fürchten. Der von Neid und Aggression geprägte Teil der unbewussten Fantasie dringt nicht an die Oberfläche, wohl aber die elementare Lösung: der Zwang, die jetzt mit Angst besetzte Freude zu teilen, dadurch den Neid zu überwinden und die Unterstützung der Mutter zu gewinnen, auf die zu hoffen das Mädchen trotz aller Enttäuschungen nicht aufgegeben hat.

Viel von unserem im Alltagsverhalten verwurzelten Streben nach Ordnung, Stille und Sauberkeit hängt mit Strukturen zusammen, die einmal gegen die unbekümmerte Haltung des Kindes errichtet wurden. Wer ein schräg hängendes Bild gerade rückt, weil es ihn »stört«, wer nur in einer aufgeräumten Küche seine Mahlzeit genießen kann, wer sich für ein ungemachtes Bett oder auf dem Boden liegende Wäsche entschuldigt, verrät in diesen leisen Irritationen die einst mächtige Angst des Kindes vor dem Urteil der Mutter. Er hat damals Sicherheit gefunden, indem er sich mit dieser Mutter – die er durchaus als bedrohlich erlebte – identifizierte.

Obwohl diese Optimierungsgeste auf den ersten Blick nichts mit der Depression zu tun hat, haben beide doch eine ähnliche Wurzel in einer Leistungshaltung, die während des Wandels von der bürgerlichen Kultur zur globalisierten Konsumgesellschaft universelle Konstante geworden ist. Der Glaube an die Optimierung hat den gleichen Hintergrund wie die manische Abwehr, deren Zusammenbruch die Depression auslöst.

Von einer manischen Abwehr sprechen wir, wenn Grenzen geleugnet, Eindrücke verdrängt werden, welche einer primären Fantasie von Glück und Gelingen widersprechen. Ich bin das Lieblingskind meiner Eltern, meine Freunde werden mich nie hintergehen, mein Partner ist absolut treu, meine Kinder werden mir ihr Leben lang dankbar sein. Eine solche Abwehr ist in den gegenwärtigen sozialen Strukturen weit weniger auffällig als ihr Fehlen.

Der unverwundbare Held ist ein Symbol der Größenfantasie, die sich als zentraler Inhalt der manischen Abwehr fassen lässt. Eigentlich müsste im Leben alles klappen, alles gelingen. In der Auseinandersetzung mit der Wirklichkeit mäßigt sich unter günstigen Bedingungen die primäre Größenfantasie. Humor und Distanz werden möglich. Dann gelingt es dem Individuum, Niederlagen zu verarbeiten, ohne zu verzweifeln.

Je rigoroser und kritikresistenter die manische Abwehr aufgebaut wird, desto schwieriger wird es, ihr Scheitern zu ertragen. Es liegt ja eine innere Logik darin, dass am meisten an einer Größenfantasie kleben bleibt, wer wenig Anerkennung und Einfühlung erfährt. Im Alltag werden Größenfantasie und manische Abwehr (welche die Grandiosität stützen und verteidigen soll) als »Stolz« und als »Alles oder nichts« fassbar. »Ich reite keinen Esel; lieber bleibe ich sitzen!«, sagt der Stolze. »Besser schlecht geritten als sitzen geblieben«, sagt der Reisende, der seine Größenvorstellung mäßigen kann.

In der Konsumgesellschaft konserviert ein kulturelles Versprechen spezifische Formen der Größenfantasie und schützt sie durch eine besondere Form der manischen Abwehr vor einer an sich hilfreichen Distanz. Wir sollen glauben, dass das Leben durch Leistung kontrollierbar wird. Wer genug leistet, kann sich Sicherheit und Glück kaufen. Aber was ist genug? In den archaischen Kulturen des Hungers ist dieser Zustand einfach zu finden. Wer satt ist, kann aufhören, nach Essbarem zu suchen. In den Zivilisationen aber dominiert der Wunsch nach Sicherheit und in ihm die Angst. Dieses Bedürfnis ist unersättlich.

Schon früh und mit großem Druck wird dem Kind vermittelt, dass es, wenn es *etwas werden* will, gute Leistungen in der Schule und gute Beziehungen zu Gleichaltrigen haben muss. Unbewusst fließt ein, dass der gute Zustand (»ich bin nicht wertlos, ich bin wertvoll«) zwangsläufig eintreten wird, wenn die Leistung erbracht ist.

Die Mutter hat Angst vor ihren Verpflichtungen, zu erziehen und dafür zu sorgen, dass aus dem Kind das sozial Erwünschte wird. Und das Kind hat Angst vor dieser Mutter. Sie soll das Kind entlang der spezifischen kulturellen Anforderungen prägen. Seither sind unsere frühen Beziehungen neben Liebe und Fürsorge auch von Fremdheitsgefühlen, Ängsten und Aggressionen bestimmt. Diese Affekte färben die Identifizierungen und Introjekte, aus denen sich die inneren Strukturen der Psyche aufbauen. Der Unterschied zwischen den Kulturen des Hungers und den Kulturen der Angst liegt vor allem darin, dass die Menschheit es in der Beherrschung der Natur so weit gebracht hat, dass fast alle Gefahren nur noch von unseren Mitmenschen her kommen.

In der Situation des Kindes vor der Jahrmarktsorgel wird die Angst vor dem Neid der Mutter fassbar. Das Kind erlebt die Situation nicht naiv und erfreut sich an ihren Reizen; es will etwas richtig machen, es will gut sein. Die Orientierung an der im eigenen Inneren wachsenden Lust oder Unlust wird durch eine komplizierte Struktur ersetzt, in der die Fantasie über die Reaktionen der ambivalent erlebten Mutter das Verhalten prägt. In dem Bestreben, die Mutter herbeizuholen und in ihrer Freude die eigene Freude zu steigern, wird ein Stück der Größenvorstellung deutlich, die Mutter in die eigenen Glücks- und Erlösungsvorstellungen einzubeziehen.

Das Ich der Depressiven erlebt weder Angst noch Neid und Wut, nur Erschöpfung, Freudlosigkeit und Unlust. Die Aggression richtet sich, wo sie wahrnehmbar ist, nicht gegen Nahestehende, sondern in Gestalt von Schuldgefühlen und der Überzeugung, alles falsch gemacht zu haben, gegen das eigene Ich. Die Größenfantasie ist im Negativ fassbar, ist es doch ebenso schwierig, im Leben alles falsch zu machen wie alles richtig.

Der Zustand nach dem Zusammenbruch der manischen Abwehr ist höchst quälend, weil er sich in allen ernsteren Fällen sozusagen verknotet: Angst vor der Depression, verstärkte Angst angesichts der nicht weichen wollenden Depression, Gefühle zu versagen, nichts zu taugen, nichts wert zu sein, die sich aus der depressiven Hemmung der Initiative ergeben und diese vertiefen.

Dazu kommt der Druck durch eine fordernde Umwelt, die auf ehrgeizige, tüchtige, allseitig funktionierende Individuen zugeschnitten ist. Wo auch immer, wie auch immer wir leben wollen: Überall ist das Aufwändige, Undurchschaubare und psychisch Belastende leichter zu haben – im Wohnen, im Essen und Trinken, in der Mobilität, in der Berufsarbeit. Seelische Ressourcen gehorchen den Gesetzen der Ökologie: Sie regenerieren sich, wenn wir sie mäßig ausbeuten. Wenn aber die Grenze zum Raubbau überschritten wird, kippt das System, schon minimale Belastungen überfordern es. Jahrelang hat der Sachbearbeiter täglich hundert und mehr Vorgänge erledigt – jetzt schafft er es nicht mehr, einen Brief zu öffnen, den er im Kasten findet.

Die Antwort der Konsumgesellschaft auf solche Kippphänomene ist vorhersehbar: Man dringt nicht etwa zur Wurzel des Übels vor und ändert dort etwas, sodass die Regeneration wieder eine Chance hat. Sondern man vermarktet mit hohem Aufwand und komplizierter Rhetorik ein Mittel gegen die Folgen.

Teil I

DER RAUBBAU
AN UNSEREN SEELISCHEN
RESSOURCEN

1
Die fatale Attraktion der Antidepressiva

Von der Pharmaindustrie unabhängige Forscher sind sich weitgehend einig, dass die Wirkung antidepressiver Medikamente 1. nicht auf dem von den Herstellern behaupteten Mechanismus der »Erschöpfung« des Botenstoffs Serotonin im Gehirn beruht und 2. bei der weit überwiegenden Zahl behandelter Patienten die Wirkung des geläufigen Placebo aus Milchzucker nicht übersteigt.

Wie lässt sich dann der wachsende Umsatz solcher Medikamente verstehen?

Eine Analyse dessen, was hier geschieht, ist zugleich eine Analyse der verwickelten Beziehungen zwischen Arzt und Patient in der Konsumgesellschaft, der Werbung in einem von starken emotionalen Bedürfnissen bestimmten Feld und dem strategischen Vorgehen der beteiligten Industrie. Und sie ermöglicht tiefe Einblicke in seelische Zurichtungen, welche der 1972 versuchten Unterscheidung eines *Homo consumens* vom *Homo sapiens* neue Aspekte hinzufügen.

Wenn wir die Vorgeschichte einer Depression verstehen, verstehen wir auch die seelischen Vorteile einer Zuschreibung von »organischen« Ursachen. Zu dieser Vorgeschichte gehört ein soziales Milieu, das parallel zur Entwicklung der modernen Gesellschaft mehr und mehr von abstrakten pädagogischen Forderungen geprägt wird.

In einer Jägerkultur muss niemand dem Kind mit viel Nachdruck beibringen, nicht zu naschen. Alle essen alles, essen, was sie finden können, Verzicht wird von der Natur auferlegt, nicht von den Eltern. Die Kinder werden nicht geschlagen, nicht bestraft, wenn sie nicht still sitzen. Das Leben in einer solchen Kultur ist hart, aber dieser Härte sind alle unterworfen, sie wird nicht geschaffen, um das Verhalten der Kinder entlang von Erwartungen zu kanalisieren, die für das Kind unverständlich sind.

Heute werden die Erwachsenen von den Kindern grundsätzlich ambivalent erlebt. Vor allem sind das gerade jene Erwachsenen, die dem Kind am nächsten stehen, zu denen die intensivste Beziehung besteht, die am meisten als Rollenmodell verinnerlicht werden. Manche Eltern drohen mit Liebesentzug, ja Strafe, wenn das Kind nicht lernt, abstrakte Normen – etwa still zu sitzen, sich Schriftzeichen zu merken, mit Zahlen umzugehen – zu erfüllen. Andere bemühen sich, keinen Druck auf das Kind auszuüben. Dennoch kann auch hier das Kind die Ängste der Eltern unbewusst aufnehmen, es könnte versagen.

Die Depression wird in ihrem lebensgeschichtlichen Kontext verständlich, wenn wir die Dreifaltigkeit von Angst, Aggression und Anpassung betrachten. Das Kind reagiert spontan mit Wut auf die Zwänge, seine Wünsche zu kanalisieren, auf die Ausführung von Impulsen zu verzichten, sich den Forderungen nach Anpassung zu unterwerfen. Aber es muss lernen, diese Wut zu unterdrücken, sie nicht mehr zu spüren, »lieb und brav« zu sein, um die brüchigen Elternbilder zu stützen. Es bemerkt die Ängste der Eltern und lernt, sich so zu verhalten, dass die Eltern *weniger* Angst haben und es ihnen gut geht, denn das bedeutet auch für das Kind ein höheres Maß an Sicherheit.

Die Schritte von der Orientierung am Hunger zur Orientierung an der Angst erfordern viele Entscheidungen, in denen komplexe Zusammenhänge langfristig angegangen und Interessenkonflikte bewältigt werden sollen. Nach dem Verlust der Orientierung am Hunger müssen erheblich mehr Gefühle von Schuld und Scham verarbeitet werden; insgesamt wachsen die Forderungen, schnelle Emotionen zu stoppen, sie durch gründliche Überlegung zu klären und zum Teil dauerhaft zu unterdrücken.

In einer auch an ökologischen und evolutionstheoretischen Gesichtspunkten orientierten Sichtweise dreht sich die Betrachtung der Depression sozusagen um. Unsere Psyche ist zunächst von den Lebensformen der Altsteinzeit strukturiert, einem intakten Wechselspiel von Anspannung und Entspannung. Dieses Wechselspiel ist in der Konsumgesellschaft nicht mehr auf einigermaßen harmonische Weise möglich. Um ein dauerhaftes Funktionieren in dieser Gesellschaft zu gewährleisten, muss eine manische Abwehr aufgebaut werden, eine präventive Abwehr von Unlust, Angst und Aggression. Sie kann besser oder schlechter funktionieren. Sie kann auch zusammenbrechen; das Ergebnis ist je nach der Intensität des Zusammenbruchs eine mehr oder weniger heftige/lang dauernde Depression.

Der »normale« Mensch kann die Normen in der modernen Gesellschaft nur dadurch erfüllen, dass er seine Belastbarkeit *überschätzt*. Diese Überschätzung ist der Kern einer manischen Abwehr. Großstadtkinder würden über ein Eskimokind

lachen, das Lärm und Reizüberflutung einer Metropole unerträglich findet. Aber die Abwehr, die sie aufbauen mussten,
fordert ihren Preis.

Die zahlreichen Ansprüche an unsere Belastbarkeit haben
ebenso zahlreiche Formen des Versagens an den Leistungsforderungen hervorgerufen – von der Sucht bis zu den Zwän-
gen, den Angststörungen und der Depression. Die psychischen
Störungen haben in der modernen Welt nicht dazu geführt,
die Überschätzung dessen zu revidieren, was »Normale« ertragen müssen. Im Gegenteil, es entstand ein riesiges Angebot
von Dienstleistungen und Waren um den Gedanken herum,
die manische Abwehr zu ignorieren und nicht bei ihr anzusetzen,
sondern ihre zwangsläufigen Zusammenbrüche zu vermarkten.

Ein emeritierter Ordinarius kommt wegen einer Depression
in Behandlung. Die Sorgen und Ängste des Siebzigjährigen
kreisen um seinen Sohn. Er hat dem nicht mehr jungen Mann,
der ihm schon während der Schulzeit viele Sorgen machte,
Marihuana rauchte und sich mit den Lehrern anlegte, zwei
abgebrochene und ein abgeschlossenes Studium bezahlt. Gegenwärtig arbeitet der 45-Jährige an einer Dissertation und
schreibt Artikel für eine alternative Filmzeitschrift, mit denen er kaum Geld verdient. Der Vater finanziert ihm eine
Wohnung und unterstützt ihn in unregelmäßigen Abständen.
Er beklagt die Unfähigkeit des Sohns, mit Geld umzugehen
und sich notfalls rechtzeitig zu melden, um die hohen Zin-
sen für den Dispokredit zu vermeiden. Der Sohn kommt erst,
wenn sein Kreditrahmen überzogen ist, weil er sich schämt,
dass er nicht genug verdient, wird aber wütend und unzu-

gänglich, wenn der Vater versucht, mit ihm Wege zu diskutieren, mit seinen Qualifikationen eine Arbeit zu finden, die
ihn von den väterlichen Zuwendungen unabhängig macht.
Er lasse sich keine Deppenarbeit aufzwingen! »Ich kann ihn
nicht im Stich lassen«, sagt der Vater. »Als er noch klein war,
habe ich mich nicht genug um ihn gekümmert.« Die Eltern
sind geschieden, Mutter und Sohn haben nach einem Streit
den Kontakt abgebrochen.[2]

Während der Professor seine Karriere festigen und darin seinen Realitätssinn bewahren konnte, hat er sich als Vater fol-
genschwer überschätzt. Er hat in der Begegnung mit seinem
Sohn alle Signale ignoriert, aus denen er hätte schließen können, dass seine spezielle Form der Fürsorge nicht angemessen
aufgenommen wurde.

Der junge Mann hat keinen Weg in eine erwachsene Rolle
und in wirtschaftliche Unabhängigkeit gefunden, sondern sich
bisher immer so verhalten, wie es die Verzerrung der Realität
durch die väterliche Abwehr erforderte. Da der Vater die Möglichkeit eines Scheiterns der akademischen Karriere des Sohns
nicht zulassen konnte, hat er dessen wiederholt auftretende
Depressionen geleugnet und den Sohn darin unterstützt, sie
durch mehrere Studienwechsel manisch zu verarbeiten.

Das Leben des Sohnes ist von einer Mischung aus Scham-
und Schuldgefühlen sowie Resignation geprägt, die durch eine
auf den Vater gerichtete Entwertung erträglich gehalten wird.
Er kann immer wieder die Überzeugung aufbauen, dass der
Vater an seiner Unreife schuld ist und bisher das Falsche von
ihm verlangt und für ihn getan hat. In diesem Zustand ist er

für den Vater ebenso unzugänglich wie im Cannabisrausch, dessen Vorzüge er gegenüber dem Alkoholkonsum des Vaters ins Feld führt.

Es leuchtet ein, dass die Beteiligten, Vater wie Sohn, eine Auseinandersetzung mit ihrem Realitätsbezug und ihren Erwartungen aneinander scheuen. Sie müssen damit rechnen, dass unangenehme Fragen laut werden und beschämende Veränderungen anstehen. Sie können sich durch die Vorstellung entlasten, dass es eine depressive Erbanlage gebe, die entweder von der Mutter komme oder aber vom Vater durch große Disziplin gezügelt worden sei. Auf jeden Fall ist der Sohn betroffen. Jetzt droht auch beim Vater die Krankheit auszubrechen.

Das Kind greift in der Suche nach Schutz zu Elternbildern und verinnerlicht sie. Diese jedoch sind von Angst und Aggressionsvermeidung geprägt. Der manischen Überschätzung entspricht die manische Abwehr als entscheidender Kategorie. Daher will ich an dem Begriff der manischen Abwehr festhalten, denn in ihr ist die zentrale Illusion der Konsumgesellschaft klar betont. Sie ist die Prämisse des depressiven Zusammenbruchs und bindet gleichzeitig die depressiv Erkrankten an diese Gesellschaft. Deren Motto lautet seit jeher »jetzt haben, später zahlen!« – *buy now, pay later,* der Werbegrundsatz der Kreditkartenindustrie in den USA.

Nun erleben viele Personen zwar die Depression leidvoll, finden aber in sich nichts, was sie eine manische Abwehr nennen würden, es sei denn die schlichte Erwartung, dass ihr Leben glattgeht, Leistung belohnt wird, Menschen, denen ich gut begegne, mir Gleiches vergelten. Die antidepressiven

Medikamente unterstützen diese Ignoranz in Bezug auf die manische Abwehr. Sie werden angeboten als Helfer gegen die Depression, die sich nicht mehr leugnen lässt. Aber sie tragen auch dazu bei, den gesellschaftlichen Bezug zu leugnen, die Einsicht in einen falschen Weg auszublenden.

Wer einen Weg geht und bemerkt, dass ihm die Beine schwer werden, der wünscht sich sehnlich, bald anzukommen. Er möchte sein Ziel erreichen und empfindet spontan die Erkenntnis nicht hilfreich, dass er den verkehrten Weg eingeschlagen hat. Antidepressiva sind ein Symbol für den Weg der Konsumgesellschaft, die sich durch solche Errungenschaften von der Tatsache ablenkt, dass sie einen falschen Weg eingeschlagen hat.

Laut dem Depressionsatlas der deutschen Techniker Krankenkasse hat sich zwischen 2000 und 2013 die verschriebene Tagesmenge an Antidepressiva verdreifacht. 2015 zahlten die gesetzlichen Krankenversicherungen dafür rund 750 Millionen Euro an die Pharmaindustrie.

Während früher Rückenschmerzen und Herzleiden die häufigste Ursache für Frühverrentungen in Deutschland waren, sind es inzwischen Depressionen. Es werden einerseits immer mehr Antidepressiva verschrieben, anderseits aber auch immer mehr Menschen durch Depressionen arbeits- oder berufsunfähig, nicht gerade ein Beweis für die gute Wirkung der Medikamente.

Zitat aus dem Depressionsatlas:[3] »Eine medikamentöse Therapie mit Antidepressiva wurde im Jahr 2013 demnach nicht nur bei mehr Personen als in allen vorausgehend betrachteten Jahren durchgeführt, sondern umfasste zugleich, gemessen an den verordneten Tagesdosen, auch eine merklich größere Wirkstoffmenge, was auf einen Trend zur Intensivierung und/oder Verlängerung der medikamentösen Therapie mit Antidepressiva hindeutet.«

Den höchsten Verbrauch antidepressiver Medikamente haben nach dem Depressionsatlas angelernte Berufstätige in der Altenpflege, gefolgt von Fachkräften in Alten- und Krankenpflege, Verwaltungskräften und Berufen im »Dialogmarketing« – jene sozial gequälten Existenzen, welche die Unzufriedenheit der Nutzer von Konsumgütern, Handyverträgen und Dienstleistern verarbeiten.

Diese Berufsgruppe durchbricht auch die sonst ziemlich genaue Übereinstimmung der Skala von Antidepressiva-Verordnungen und der Arbeitsunfähigkeit aufgrund von Depressionen. Bei den Arbeitsunfähigkeitstagen wegen Depressionen rangieren sie noch vor den Pflegehelfern.

Wer besser ausgebildet ist, bekommt erheblich seltener Antidepressiva verordnet und wird auch seltener wegen einer Depression arbeitsunfähig. Was die Arbeitsunfähigkeit angeht, ist das Risiko einer Hilfspflegerin oder der Mitarbeiterin im Callcenter rund viermal so hoch wie das eines Arztes oder eines Schlossermeisters. Je mehr Unzufriedenheit der Klientel ein Berufstätiger zu verarbeiten hat und je geringer seine Chancen auf eine berufliche Entwicklung sind, desto anfälliger wird er für den Besuch beim Arzt und das Antidepressiva-Rezept. Umgekehrt schützen gute Qualifikation, abwechslungsreiche Tätigkeit und Chancen auf eine berufliche Weiterentwicklung vor der Arbeitsunfähigkeit durch eine Depression.[4] Um die engen Verflechtungen zwi-

schen der modernen Arbeitswelt und den Gefahren durch
eine manische Abwehr zu belegen, geht es im Folgenden um
einige Begriffe, die in diesem Zusammenhang bedeutungs-
voll sind: Burn-out und Mobbing, Phänomene, die vor fünfzig Jahren entweder unbekannt waren oder unter anderem
Namen diskutiert wurden.

Burn-out

Wörtlich heißt Burn-out »Ausbrennen«: Es ist das Verlö-
schen einer Lampe, wenn das Öl verbraucht ist, die Ruine
eines »ausgebrannten« Gebäudes. Unter Motorradfahrern bedeutet Burn-out den Verschleiß eines Reifens, wenn bei fest-
gehaltener Vorderradbremse so viel Gas gegeben wird, dass
das Hinterrad durchdreht und der Pneu sich so stark erhitzt,
dass er raucht oder sogar Feuer fängt. So lässt sich ein neuer
Gummi in wenigen Minuten »abfahren«, ohne dass man einen Meter vorwärtskommt.

Der Burn-out-Begriff wurde von Herbert Freudenberger
geprägt. Freudenberger (1926–1999) wurde durch die Reichs-
pogromnacht 1938 aus Deutschland vertrieben, lebte in
New York eine Zeit lang auf der Straße und erarbeitete sich
sein Psychologiestudium durch verschiedene Jobs. Er machte eine Lehranalyse bei dem ebenfalls vertriebenen Wiener
Freud-Schüler Theodor Reik (der das erste selbstreflexive Buch
über die Problematik der Psychologie[5] schrieb). Freudenberger
arbeitete an amerikanischen Universitäten und war ein angesehener Analytiker. Er hatte das Elend seiner Jugend nicht
vergessen und engagierte sich ehrenamtlich im Aufbau eines
Behandlungsprogramms für Drogenabhängige. Seine Beob-

achtungen an den Freiwilligen, die in diesen Projekten mitarbeiteten, führten ihn zur ersten Beschreibung des »Ausbrennens« (Burn-out) einer ursprünglich idealistischen Motivation. In Freudenbergers Burn-out-Konzept[6] ist der Zusammenhang zwischen einer manischen Abwehr eigener Bedürftigkeit und dem Zusammenbruch des daraus resultierenden Engagements noch viel klarer als in den späteren Popularisierungen des Begriffs.

Die Grenzen des Burn-out zur Erschöpfungsdepression und zum Helfersyndrom sind unscharf. Die psychiatrischen Fachärzte haben sich bisher gewehrt, das Burn-out-Syndrom als Krankheit zu verstehen. Umso beliebter ist es in den Medien und auch im Angebot von Privatkliniken, die eigene Programme zur Therapie anbieten. Prominente sprechen heute fast durchweg von »ihrem« Burn-out; das klingt besser als »Erschöpfungsdepression«.

Nach dem erwähnten Depressionsatlas ist für die mit dem Burn-out-Syndrom einhergehenden Beschwerden der Code Z 73 »Probleme mit Bezug auf Schwierigkeiten bei der Lebensbewältigung« aus dem ICD[7]-Kapitel XXI »Faktoren, die den Gesundheitszustand beeinflussen« (Z 00–Z 99) vorgesehen.

Das Burn-out-Syndrom Z 73 spielt dort mit durchschnittlich zehn Tagen Krankschreibung je 100 Versicherungsjahre und einer Betroffenenrate von 0,27 Prozent keine große Rolle, ist aber die am schnellsten wachsende Problematik. Burn-out läuft hier der Depression den Rang ab. Während 2013 gut zehn AU[8]-Tage pro 100 Versicherungsjahre auf diese Diagnose entfielen, war es im Jahr 2000 noch nicht einmal ein AU-Tag.

Ich fasse hier kurz den Stand der gegenwärtigen Diskussion von Burn-out zusammen.⁹

Eines der ersten Signale des Burn-out ist eine Übersteigerung der manischen Abwehr. Die Betroffenen arbeiten sehr viel. Während zu einer normalen Berufstätigkeit der Wechsel von Arbeit und Freizeit gehört, idealisieren sie die Arbeit als vollständig befriedigend und geben vor, keinerlei Erholung zu benötigen. Auf Entspannungs- und Erholungsphasen wird verzichtet, der eigene Einsatz als vorbildhaft hingestellt.

In dieser Periode wäre eine Umkehr noch möglich, aber ihr stehen narzisstische Hindernisse im Weg: Die Berufsarbeit stützt eine Größenfantasie von Unabhängigkeit und Unantastbarkeit, nicht selten vom Typus des Helfersyndroms. Die Betroffenen fühlen sich unentbehrlich, verleugnen eigene Bedürfnisse, um die helfende Rolle perfekt durchzuhalten: eine Abwehr auf der beruflichen Ebene, zu der die wenig professionalisierten, nur kurz ausgebildeten Altenpflegerinnen und Pflegehelferinnen besonders neigen.

Die Neigung, Kolleginnen im Team zu entwerten, um die eigene Vollkommenheit herauszustellen, macht solche Mitarbeiterinnen und Mitarbeiter oft unbeliebt. Das spornt anfangs ihren Eifer an und leitet später den Zusammenbruch ein, weil Entspannung und erfüllte Freizeit für jemanden schwierig werden, der sich in seinen Beziehungen nur dann geborgen fühlt, wenn er obenauf ist.

Irgendwann bröckelt die überforderte Leistungsfassade. Es lässt sich nicht mehr verleugnen, dass Anspruch und Erfolgserlebnisse auseinanderklaffen und die Burn-out-Gefährdeten ihren eigenen Idealen nicht gewachsen sind. Chronische

Müdigkeit und Unlust, die Arbeit zu beginnen, sind erste Warnsignale.

Wenn nach einem längeren Urlaub der erste Arbeitstag als ebenso belastend erlebt wird wie der letzte vor dem Urlaub, ist klar, dass die Regenerationsfähigkeit reduziert ist. Andere Symptome sind zunehmende Distanz von den eigenen Aufgaben und von den Menschen, die betreut werden sollen. Unpersönliche, manchmal zynische Ausdrücke setzen sich durch.

Die Arbeit, die einmal mit Sätzen wie »Geld ist für mich unwichtig!«, »ich tue es um der Sache willen, nicht für Geld!« idealisiert wurde, wird als erheblich anstrengender, verantwortungsvoller, dabei aber auch schlechter bezahlt als andere Tätigkeiten erlebt. Die Burn-out-Gefährdeten fühlen sich ausgenützt und gewinnen die Überzeugung, dass angesichts des Missverhältnisses von Anstrengung und Gehalt auch illegale Mittel wie Krankfeiern oder falsche Abrechnungen erlaubt sind.

Den Betroffenen gelingt es nicht mehr, die in jeder Arbeit unausweichlichen Versagungen und Belastungen auszugleichen und die mit diesen verknüpften Aggressionen zu neutralisieren. Die Aggressionen werden entweder gegen die eigene Person gerichtet – es folgen Schuldgefühle, Selbstentwertungen, bedrückte Stimmung, Fantasien, für den Beruf völlig ungeeignet zu sein, ihn aufgeben zu müssen. Sie richten sich aber auch gegen Kolleginnen und bei den helfenden Berufen gegen die Klienten oder Patienten. In den Teams werden Sündenböcke geschaffen: In der geräuschvollen Herabsetzung anderer, die »noch schlechter arbeiten als ich«, kann ich mein beschädigtes professionelles Selbstgefühl retten.

In harmloseren Fällen sind die »Schuldigen« weiter weg – die Politiker, die Verwaltung, der Vorstand. In einem Burn-out-Zustand sind Klagen und Schuldzuschreibungen geradezu das Gegenteil von Versuchen, die eigenen Arbeitsbedingungen zu verbessern. Es werden keine konkreten Schritte unternommen, Vorgesetzte in die Pflicht zu nehmen, um Missstände zu beseitigen. Solche Bemühungen werden als hoffnungslos beurteilt und eigene Opferrollen jammernd kultiviert.

Dieser Periode subjektiver Benachteiligung folgt als nächstes Stadium einer Burn-out-Entwicklung Leistungsabbau. Die Betroffenen können sich schlecht konzentrieren, es unterlaufen ihnen gehäuft Flüchtigkeitsfehler. Es scheint ihnen gleichgültig, ob sie gut oder schlecht arbeiten; ihre Leistungsbereitschaft und ihr berufliches Engagement schwinden. Der Krankenstand ist hoch; zu den Symptomen einer depressiven Entwicklung treten körperliche Leiden: chronische Rücken- und Gelenkschmerzen, Schlaflosigkeit, erhöhte Anfälligkeit für Infektionen und Herz-Kreislauf-Probleme. Die Gefahr von Alkoholismus oder Medikamentenmissbrauch wächst.

Burn-out erfasst in der Abbauphase auch die nichtberuflichen Beziehungen. Die Krise wird weiter vertieft, weil Regenerationsmöglichkeiten wegfallen und sich Teufelskreise festigen: Durch das schwindende berufliche Selbstbewusstsein mangelt es mehr und mehr an der Möglichkeit, ein desolates Privatleben auszugleichen. Die Betroffenen ziehen sich von Kontakten zurück, pflegen Freundschaften nicht mehr, unternehmen nichts, wenn sich ein Partner trennt oder scheiden lässt. Sie vereinsamen.

Manische Abwehr und berufliche Rolle

Die semantische Geste des gegenwärtig unter Therapeuten, Supervisoren und in vielen psychosomatischen Kliniken verbreiteten Burn-out-Konzepts erinnert an eine Reihe anderer Diskurse, mit denen sozialpsychologische Problemlagen gleichzeitig benannt und verschleiert wurden oder werden: 1. den Diskurs vom »Drama des begabten Kindes«; 2. den Diskurs von den »Frauen, die zu sehr lieben«; 3. den Mobbingdiskurs; 4. den Diskurs des »positiven Denkens«.

Diese Diskurse verbindet eine Beschönigung von Problemlagen, sie individualisieren die Probleme und kreieren ein Täter-Opfer-Schema. Sie bieten eine Opferrolle, welche die Reflexion eines eigenen Anteils erspart. Nach der Lektüre von Alice Millers Text *Das Drama des begabten Kindes* müssen sich elternabhängige Depressive nicht mehr fragen, weshalb sie als Erwachsene immer noch hoffen, dass ihre Eltern sie für ihre Selbstverleugnung entschädigen. Sie können ihre Autonomieängste mit Illusionen einer verborgenen (Hoch)Begabung rationalisieren.

Ganz ähnlich der Diskurs Robin Norwoods von den *Frauen, die zu sehr lieben*. Er entspringt einem Buch, das sich in den USA millionenfach verkauft hat. Diesmal wird der narzisstische Gewinn einer depressiven Frau, die sich in dem Liebesversagen eines untreuen, gewalttätigen oder alkoholkranken Partners aufwertet, als Beweis ihrer Liebesfähigkeit gerühmt.

Liebesabhängigkeit gilt weniger als Zeichen der von Karen Horney in den Fünfzigerjahren analysierten *neurotischen Liebesbedürfnisse* und der Unfähigkeit, autonome Entscheidungen zu treffen. Sie wird umgemünzt und in ein Täter-Opfer-Schema gebracht.

Eine verbindende Klammer beider Diskurse ist der Mobbingdiskurs. Es gibt Patienten, die in eine Psychotherapiepraxis kommen und sagen: »ich habe Mobbing«, als wäre das eine Art Fieber. In dieser Form des Diskurses geht unter, dass Mobbing eine Interaktion enthält und der Mobbingvorwurf auch ein Mobbinginstrument ist.

Die intensive Diskussion über Mobbing, die gegen Ende des 20. Jahrhunderts einsetzte, hängt damit zusammen, dass der narzisstische Druck auf die Menschen steigt und destruktive Lösungen zunehmen. Mitarbeiter in der Alten- und Krankenpflege berichten in Umfragen, dass rund 60 Prozent der subjektiven Belastung durch ihren Beruf nicht durch die Arbeit selbst, sondern durch die Beziehungen zu Kolleginnen verursacht werden. Jede Krankenschwester, die ich auf diese Umfrageergebnisse ansprach, hat sie bestätigt.

Wenn einer der vielen Konflikte des Berufslebens mit dem Begriff »Mobbing« angegangen wird, kann diese Begriffswahl das Problem ebenso verschleiern wie dazu beitragen, es zu klären. Wer sich gekränkt fühlt, ohne zu erkennen, was er zur Entstehung der Kränkung beiträgt, kann mithilfe des Mobbingbegriffs seine Opferposition stärken; wer angesichts von Problemen mit einem Mitarbeiter diesen des Mobbings »nach oben« verdächtigt, kann eigene Führungsschwächen wegerklären.

In Zeiten, in denen es für Berufstätige möglich ist, sich zu erholen, in denen sie ihre Arbeit als sinnvoll und erfolgreich erleben und den Eindruck haben, von ihrer Umwelt – in

Organisationen: von Kollegen und Vorgesetzten – ausreichend bestätigt zu werden, gelingt es den meisten auch, Kränkungen zu verarbeiten, Aggressionen zu neutralisieren und sich gegenseitig das für den Betriebsfrieden unentbehrliche Maß an Bestätigung zu gewähren.

Wenn diese Situation kippt und eine Organisation unter erhöhten Druck gerät, schwinden diese stabilisierenden Prozesse. Werden bisher selbstverständliche Leistungen gekürzt und bisher gepflegte rücksichtsvolle Umgangsformen aufgegeben, dann kündigen gerade die fähigen und unabhängigen Mitarbeiter. Die Zurückgebliebenen setzen einander noch mehr unter Druck.[10]

Die Leiterin des Kindergartens einer Pfarrgemeinde bittet eine Sozialpädagogin, die auch als Supervisorin arbeitet, um eine Fortbildung für ihr Team.

Die Auftraggeberin ist nach einer langen Kinderpause an ihren früheren Arbeitsplatz zurückgekommen. Sie leitet den Kindergarten seit zehn Jahren. In dem Vorgespräch wirkt sie latent depressiv, hektisch und distanzlos. Ihr Mann ist gestorben, und sie betont, die Arbeit in diesem Kindergarten sei die letzte Aufgabe in ihrem Leben, die sie unbedingt gut machen wolle. Seit der alte Pfarrer fort sei und sein Nachfolger es allen recht machen wolle, gehe in dem Kindergarten alles drunter und drüber. Die Mittel seien gekürzt worden, und sie müssten die Gruppen vergrößern.

Noch ehe die Beraterin mit der Leiterin weiter verhandeln kann, ruft der Pastor an. Er hat von dem Fortbildungsplan erfahren und in dem beiliegenden Flyer gelesen, dass die

Sozialpädagogin auch Supervision anbietet. Das sei genau das Richtige, denn er habe die Leiterin im Verdacht, dass sie Mobbing betreibe. Immer wieder würden ihm Mitarbeiter das sagen, auch komme es häufig zu Kündigungen.

Die Beraterin sucht sich abzugrenzen: Es sei vielleicht sinnvoll, wenn sich einmal alle Beteiligten träfen, um diese Fragen zu klären. Zu dem Treffen hat die Leiterin die Mitarbeiter, den Elternbeirat und den Pfarrer eingeladen. Dieser entpuppt sich als junger, eher kindlich und unsicher wirkender Mann, der vor einem Jahr den alten Pastor abgelöst hat. Er sagt kein Wort über Konflikte mehr, ist aber deutlich erleichtert, als sich Team, Leiterin und Elternbeirat auf eine Supervision einigen.

Der Pfarrer als formeller Chef des Kindergartens delegiert seine Aufgabe nun an die Supervisorin. Er ruft an und klagt, dass wieder etwas Unerwünschtes geschehen sei: unzufriedene Eltern, die Kündigung zweier Mitarbeiter. Nach der vierten Sitzung rückt er mit seiner Enttäuschung heraus, dass die Supervisorin es nicht zustande gebracht habe, die »mobbende« Leiterin zur Kündigung zu bewegen.

Solche Fälle zeigen den Zusammenhang zwischen Mobbingvorwürfen und dem narzisstischen Druck durch eine manische Abwehr. Wo Menschen zusammenarbeiten, muss jemand Konflikte begrenzen und dafür sorgen, dass persönliche Kränkungen die gemeinsame Tätigkeit nicht beschädigen. Der junge Pfarrer ist so unsicher, dass er bei allen beliebt sein will. Er kann Konflikte nicht schlichten und raubt so auch der Leiterin des Kindergartens die Führungskompetenz, die sie bisher noch ausfüllen konnte. Seit ihr Mann verstorben ist und ihr der private Ausgleich fehlt, bräuchte sie mehr äußeren Halt – und hat durch den Wechsel in der Pfarrstelle den bisherigen Halt verloren.

Dies stellt dar, wie komplex die Prozesse sind, unter denen die Kränkungen in einer Organisation zunehmen. Das primitive Täter-Opfer-Modell der Mobbingzuschreibung kann die wirklichen Ursachen so wenig erfassen wie die Diagnose einer Depression ohne den Blick auf die gefährdete Abwehr. Wer schon vorab seine Kränkungsverarbeitung stabilisieren konnte, hat Chancen, Entgleisungen zu überstehen. Wir umschreiben dies voreilig als »Selbstvertrauen haben«, als sei diese Stabilität ein Besitz. In Wahrheit beruht unser Selbstvertrauen auf einem ständigen Zufluss von Anerkennung. Primär hilfreich sind gute Beziehungen zu den Eltern, die verinnerlicht wurden. Sie erleichtern später den bestätigenden Austausch mit Familienangehörigen, Freunden und Kollegen. Aber das Selbstvertrauen ist immer auch gefährdet – durch Verluste solcher stützenden Personen, durch die Begegnung mit Situationen, die Erfolgserlebnisse rauben und so das Selbstgefühl belasten.

Wer narzisstisch gut versorgt ist, hat es erheblich leichter, sich einzugestehen, dass negative Gefühle berechtigt sind, dass er sie ernst nehmen darf und etwas tun kann, um seine Lage zu verbessern. Wer hingegen, wie die oben zitierte Leiterin des Kindergartens, sich völlig von dem Erfolg in seiner beruflichen Rolle abhängig fühlt, der muss negative Gefühle verleugnen, kann nicht auf sie reagieren und gerät somit in eine wachsende

Starre der eigenen manischen Abwehr, unter deren Diktat nun auch gut sein muss, was nicht gut ist.

Außenstehende verwundert es, wenn Menschen in Beziehungen heftig leiden und sich doch nicht aus ihnen befreien können. Das kann angesichts von Mobbing am Arbeitsplatz geschehen oder auch in Liebesbeziehungen. Die Erklärung liegt darin, dass diese entwertete Beziehung die letzte Bastion einer manischen Abwehr ist. Solange ich an meiner Opferrolle festhalten kann, bin ich weder verantwortlich noch mitschuldig. Als Preis für diese Entlastung darf ich mich dann nicht aus der Lage befreien, in die ich geraten bin. Für solche Situation gilt das Wort: Besser ein bekanntes Übel als ein unbekanntes Gut.

Wie sieht eine normale Kränkungsverarbeitung im Alltag aus?

Die Kränkung wird nicht verleugnet, sondern erlebt, eingeordnet und angemessen beantwortet, ohne die eigenen Interessen zu beschädigen. Das bedeutet etwa, höflich, aber auch nachdrücklich darauf hinzuweisen, dass kränkendes Verhalten nicht der Zusammenarbeit und den gemeinsamen Zielen dienen kann. Zwei Partner, die ihre Kränkungen normal verarbeiten können, unterstützen sich wechselseitig in einer Deeskalation. Sie sind vorsichtig genug, sich nicht zu rächen und dadurch die Situation zu eskalieren, und vernünftig genug, sie künftig zu vermeiden, das heißt, sie verstehen und verständigen sich besser, je länger sie sich kennen.

Wenn beide Partner wenig belastbar sind, eskaliert die Situation. Eine Kränkung kann nicht eingeordnet werden, sie führt zu einer panischen Gegenkränkung, oder sie wird aus Angst, sich der mit ihr verknüpften Wut zu stellen, völlig verleugnet. Der narzisstisch instabile Partner kann die Reaktionen seines Gegenübers nicht mäßigen. Als Auswege bieten sich an: Rückzug in Krankheit, Arbeitsverweigerung, Dienst nach Vorschrift, innere Kündigung.

Schwer durchschaubar sind die Entwicklungen, die durch die Interaktion eines belastbaren und eines weniger belastbaren Partners entstehen. Hier kann der belastbare Partner die Situation manchmal eine Weile stabilisieren, aber diese Stabilität wird in Krisensituationen plötzlich zusammenbrechen. Oft entstehen auch Mischungen aus Eskalationen und Rückzügen, die erst zu verstehen sind, wenn die Geschichte der Interaktionen rekonstruiert und stabilisierende bzw. entstabilisierende Faktoren aufgedeckt werden können.

In dem erwähnten Kindergarten war der autoritäre »alte« Pastor ein stabilisierender Einfluss, der unsichere »junge« Pastor ein labilisierender. Andere labilisierende Einflüsse sind zum Beispiel der Verlust von Teammitgliedern, deren stabilisierende Funktionen bisher niemand wahrgenommen hat, oder äußere Veränderungen, die dazu führen, dass sich eine Institution entwertet, infrage gestellt, in ihrer Fortexistenz bedroht fühlt.

Mobbing als Schlagwort ist heute so verbreitet, dass es häufig zum Ausdruck jener Konflikte wird, die zu benennen es vorgibt. Institutionen mit geringem Professionalisierungsgrad und hohem moralischen Anspruch neigen besonders dazu, mit dem Mobbingvorwurf zu mobben. Die Gefährdung durch Depression in den Pflegeberufen, welche die Statistik der Arbeitsunfähigkeit und des Antidepressivakonsums anführen, hängt mit dieser Dynamik zusammen.

Wer ohne Humor und Selbstdistanz von sich fordert, in allen Lebenssituationen ein guter Mensch zu sein, gerät in die Falle der manischen Abwehr und braucht bald »schlechte Menschen« um sich herum, an deren Abwertung er sich aufwerten kann. Diese Dynamik ist nicht nur klinisch, sondern auch politisch bedeutsam. Populistische und faschistische Redner greifen schnell nach dramatischen Bildern solcher »schlechten Menschen«, um ihr in seinem Selbstgefühl gekränktes und verunsichertes Publikum an sich zu binden.

Überforderte Organisationen überfordern die Individuen; überforderte Individuen suchen die Schuld am Scheitern ihrer Erwartungen projektiv abzuwehren. Mitarbeiter kommen mit Ungerechtigkeiten und einem Mangel an Anerkennung eine Weile zurecht, alles scheint noch in Ordnung. Dann werden die Ersten krank oder kündigen. Wenn jetzt keine Neuorientierung erfolgt, bricht das System zusammen. Eine Organisation, die ihre Mitarbeiter überlastet und dadurch schädigt, kann ihren Zusammenbruch hinausschieben; er wird dann aber für alle Beteiligten destruktiver sein als ein rechtzeitiges Zugeständnis, dass es so nicht mehr weitergeht und Veränderungen anstehen.

Ein Kollege entwertet in diesen destruktiven Entwicklungen die Arbeit der anderen, weil er sich nur so vor der Einsicht schützen kann, dass auch seine eigene Arbeit nicht dazu beiträgt, das Ganze lebensfähig zu erhalten. Das rettet das Selbstgefühl kurzfristig auf Kosten seiner langfristigen Entwicklung. Wenn ich ein Gegenüber zum Versager stempeln kann, fällt *mein* Versagen erst einmal nicht auf.

Der Zwang zum Positiven

Zeitgeist, Kultur, Lebensentwürfe Einzelner und die rapide steigende Anfälligkeit für Depressionen und Burn-out bedingen sich wechselseitig. Wenn wir schon sonst nichts tun können, müssen wir die Wende auf dem Arbeitsmarkt oder an der Konsumfront herbeiglauben. Wagt ein Sportreporter, der deutschen Mannschaft den Sieg nicht zuzutrauen? Denken wir positiv! In seinem Buch *Miese Stimmung. Eine Streitschrift gegen positives Denken* ringt Arnold Retzer[11] mit einem Phänomen, das ich einmal die »Operettentherapie« genannt habe: dem Zwang zur Durchhalteparole, zur Verleugnung von Fehlern, Trauer, Angst und Schmerz. *Glücklich ist, wer vergisst, was doch nicht zu ändern ist!* So der Chor in der *Fledermaus.*

Dieses positive Denken wird zur Ursache der Störungen, die es zu bekämpfen vorgibt. Der Zwang zum Heldentum, zur Hoffnung, zur Nulltoleranz für Fehler, die Retzer an vielen Beispielen aus dem Alltag der letzten Jahre dokumentiert – sie führen nicht zur Erlösung, sondern in die Erschöpfung.

Besonders amüsant ist Retzers Beschreibung der Strategien, wie Menschen sich daran hindern, einen Fehler zu erkennen und Folgerungen daraus zu ziehen. Er reitet dazu fast buchstäblich die Indianerweisheit noch einmal zu Tode: *Wenn du entdeckst, dass du einen toten Gaul reitest, steige ab!*

1 So haben wir den Gaul immer geritten!
2 Wir halten unserem Gaul die Treue!
3 Wir gründen eine Untersuchungskommission, um den Gaul zu analysieren!

4 Wir besuchen andere, um zu sehen, wie man dort tote Gäule reitet! (Benchmarking)

5 Wir ändern die Kriterien dafür, ob ein Gaul tot ist!

6 Man redet uns nur ein, der Gaul sei tot!

7 Kein Gaul kann so tot sein, dass man ihn nicht noch schlagen könnte!

8 Wir »frisieren« die Vergangenheit.

9 Wir spannen mehrere tote Gäule zusammen, damit sie schneller werden! (Synergie)

10 Wir entwickeln eine sehr enge, intime Beziehung zu unserem toten Gaul!

11 Tote Gäule zu reiten ist die hohe Schule der Reitkunst!

Es kostet nicht viel, jemanden dafür zu tadeln, dass er eine Situation zu negativ sieht. Es ist spottbillig (und kommt beim Depressiven oft tatsächlich an wie Spott), Schlechtes zu wenden, bis es besser aussieht. Meist unterstellt ein solcher Ratschlag dem Beratschlagten ebenjenen Mangel an Einsicht und Intelligenz, der den Ratgeber selbst auszeichnet. Statt sich auf den Kontakt einzulassen und herauszufinden, was den Leidenden in seinem Leiden festhält, wird er durch eine Geste der Überlegenheit kleingemacht.

Die Szene des guten Ratschlags gewinnt ihre Bitterkeit daraus, dass es gerade eine Art verquerer Stolz ist, der den Depressiven daran hindert, es sich besser gehen zu lassen. Das rastlose Mühen, es den Eltern, den Geschwistern, den Kolleginnen und Kollegen, den Vorgesetzten, den Nachbarn recht zu machen, haben sie oder ihn erschöpft. Die Ehefrau hat sich einen »schwierigen« Mann ausgesucht, sie will mit gutem Beispiel vorangehen, sie glaubt fest daran, dass zehn Jahre liebevolle Geduld aus ihm einen einfühlenden Partner machen werden. Danach ist sie depressiv – es fehlt ihr die Kraft, die aufgewendete Energie abzuschreiben und sich neu zu orientieren.

Wer mit solchen Menschen spricht, wünscht sich oft, sie hätten schon früher, als sie noch an ihre Strategie glaubten, etwas mehr nachgedacht. Aber genau da liegt das Problem: Kleine Zeichen der nahenden Krise werden ignoriert, weil die Umkehr schmerzlichen Verzicht bedeutet. Ist die Krise ausgebrochen, fehlen bereits die Ressourcen, um auch nur Bruchteile dessen zu erhalten, was anfangs in der Hoffnung auf Riesengewinne riskiert wurde.

Nicht Angst, nicht Trauer sind das Problem – sie sind Gefühle, die kommen und wieder gehen, wenn sie zugelassen werden. Das Problem ist ihre (manische) Abwehr. Wer seine Fehlerhaftigkeit verleugnen muss, riskiert seine Gesundheit ähnlich wie der angeschossene Verbrecher, der so tun muss, als wäre er gar nicht verletzt. Auf diese Weise werden aus heilbaren Wunden tödliche Krankheiten.

Es geht nicht nur um das positive Denken, sondern auch um die in diesem Denken gesellschaftlich zementierte Abwehr von Fehlerhaftigkeit, von Ängsten und von Trauer. Intensiv und sehr ernsthaft setzt sich Retzer mit den Problemen des Gesundheitssystems und mit den gefährlichen Entwicklungen in einem Kartell aus Interessen der Pharmaindustrie und »biologischer« Psychiatrie auseinander, in denen Angstzustände und Depressionen nicht in ihren seelischen und sozialen Ursachen erforscht werden.

2
Den Menschen an das Produkt verkaufen

In der Welt von *Homo consumens* wachsen mit den Bequemlichkeiten auch die Ansprüche. Es ist ein Teufelskreis, denn je mehr Bequemlichkeit und Komfort, desto weniger Toleranz für Ängste und Schmerzen. Da sich diese niemals ganz aus der Welt schaffen lassen, ist das Ergebnis eine Welt, in der vermeintliche Heilmittel krank machen. Das gilt für die populistischen Erlösungsredner so gut wie für den konsumistischen Alltag.

Waschmittel und Waschmaschinen machen zwar die Kleider sauber, aber die Gewässer verschmutzen, und die Haut leidet an Ekzemen und Allergien. Die hygienische Verpackung von Waren füllt die Weltmeere mit Plastikmüll. »Freie Fahrt für freie Bürger« verstopft die Straßen.

Es ist eine Binsenweisheit, dass Glücksbringer nur zu Beginn die Stimmung heben und das Leben bereichern. Wer nicht rechtzeitig die Veränderungen kritisch prüft, die sie mit sich bringen, wird abhängig. Er genießt seinen Konsum nicht frei und entspannt, im Gegenteil. Er *muss* konsumieren, weil ihn sonst Unlust plagt.

Wir haben uns in eine Paradoxie hineinentwickelt und unsere ökonomische Kreativität, unseren Erfindergeist an der Fiktion orientiert, dass der Planet über grenzenlose Ressourcen verfügt. Ähnlich gehen wir auch mit unserer Psyche um:

Wir überfordern sie, weil es eben »noch« geht – bis sie kollabiert. Unsere Urgroßeltern trugen ihre Hemden, bis sie zerschlissen waren, und machten dann aus den tauglichen Resten Putzlappen oder Flicken. Wir geben in die Altkleidersammlung, was außer Mode ist, und in den Müll, was zerschlissen ist; dafür kaufen wir die meist der Petrochemie verdankten Wisch- und Putzlappen, die ebenfalls in den Müll wandern, wenn sie schlecht riechen.

Wir handeln so, als wären die Ressourcen unendlich, obwohl wir wissen, wie begrenzt sie sind, während unsere Urgroßeltern über solche Grenzen nichts wussten, aber handelten, als seien die Ressourcen begrenzt. Solche Gedanken haben mit Nostalgie nichts zu tun; es geht um einen Anachronismus, der unsere Zukunftsfähigkeit zu lähmen droht – als ob die Grenzen des Wachstums und der Ressourcen die finsteren Seiten der Vergangenheit spiegeln, während ihre Verleugnung ins Licht führt und eine fortschrittserfüllte Zukunft sichert.

Die Konsumgesellschaft entfaltet ihre Macht keineswegs durch das lustvolle Angebot, sondern durch Angst, die einsetzt, wenn das inzwischen »normale« Niveau unterschritten wird. Wer nicht täglich die Wäsche wechselt, die Haare mit Shampoo, die Haut mit Duschgel behandelt, fühlt sich nicht wohl. Ein Auto, das dem Fahranfänger vor fünfzig Jahren ein Wunder an Fahrdynamik schien, wirkt heute unerträglich lahm. Nach vier Jahren ist der neue Computer »zu langsam«, obwohl er vor acht Jahren noch superschnell war. Der von Drogenberatern zitierte Spruch, dass ein Dealer nicht einen Stoff an Menschen verkauft, sondern Menschen an einen Stoff, lässt sich verallgemeinern und ist das Grundprinzip moderner Vermarktung.

Wie ausgeprägt diese Gesetze im Reich der pharmazeutischen Industrie gelten, hat der amerikanische Autor und Psychotherapeut Gary Greenberg in seinem Buch *Manufacturing Depression: The Secret History of a Modern Disease*[12] gezeigt. Er analysiert das amerikanische Glücksversprechen und seine Neudefinition als Serotoninmangel durch die Werbestrategie einer pharmazeutischen Industrie, die genug Geld hat, um Einfluss auf Diagnosemanuale zu nehmen und Verstimmungen zu behandlungsbedürftigen Depressionen zu machen.

In den letzten zwanzig Jahren haben Antidepressiva in den USA die steilste denkbare Karriere gemacht. 2010 schluckten sie über dreißig Millionen Amerikaner mit jährlichen Kosten von mehr als zehn Milliarden Dollar. Greenberg beklagt diese Entwicklung nicht nur, er analysiert sie auch und stellt vor allem die Frage: Was gewinnen, was verlieren wir auf diesem Weg?

Wer sich unglücklich fühlt, soll nicht über sein Leben nachdenken, er soll auch nicht lernen, sein Unglück anzunehmen, ihm einen Sinn zu geben, an dieser Suche wie Hiob zu scheitern und zu wachsen. Er soll Medikamente nehmen, die von einer Mythologie umgeben sind, die in Amerika (wo die Pharmafirmen sich in ihren Werbespots direkt an die Bevölkerung wenden) noch viel ausgeprägter in die Psyche der Konsumenten greift als in Europa.

Tatsächlich sind die US-Amerikaner nicht nur in der Durchtränkung der Bevölkerung mit Antidepressiva, sondern auch in der Kritik an dieser Konsumepidemie sehr viel weiter als die Europäer. Bereits 2007 haben Allan V. Horwitz und Jerome Wakefield in einem Buch mit dem Titel *Der Verlust der Trauer (The Loss of Sadness)*[13] beschrieben, wie Kummer und Trauer abgesprochen wird, etwas ganz Normales zu sein.

Trauer ist eine unvermeidliche und auch produktive Reaktion auf persönliche oder soziale Belastungen, wie eine gescheiterte Ehe, die Ablösung von Kindern, der Knick in einer Karriere oder der Tod eines nahestehenden Menschen. In der Prozac-Werbung ebenso wie im diagnostischen Manual der amerikanischen Psychiatrie geht ein Unterschied verloren, den Sigmund Freud[14] als den Gegensatz von »allgemeinem Leid« und »neurotischem Elend« beschrieben hat.

Horwitz und Wakefield belegen in vielen Kulturen und in der europäischen Geistesgeschichte die Differenz von angemessener und krankhafter Trauer. In den psychiatrischen Manualen der Gegenwart hingegen wird seit geraumer Zeit die menschliche Psyche in der Art einer chinesischen Speisekarte dem Zugriff der Psychopharmaka zugeordnet. An die Stelle von Diagnosen, die Zusammenhänge erschließen, treten Kataloge von Einzelsymptomen.

Das auslösende Ereignis, die Dynamik der persönlichen Entwicklung und ihrer Krisen spielt keine Rolle mehr. Das Diagnostic and Statistical Manual of Mental Disorders (DSM), die Bibel der amerikanischen Psychiatrie und die Grundlage der meisten neueren Klassifikationen, listet alle psychischen Störungen entlang einzelner Symptome auf, die vom Arzt schnell abgefragt und kartiert werden können: »gedrückte Stimmung«, »Appetitveränderung«, »Freudlosigkeit«, »Sinnlosigkeit«.

Da diese Symptome nicht mehr hinterfragt und in einen Kontext eingebettet werden, gibt es auch keine »normale« Trauer mehr, die Ärzte, Therapeuten und Patienten von der krankhaften Depression unterscheiden. Der Mangel an Respekt vor dem, was Freud das »allgemeine Leid« nannte, führt zu einer Art von therapeutischem Overkill.[15] Es konkurrieren so viele Angebote, jede Form von psychischer Einschränkung zu überwinden, dass ein Mensch gar nicht alle in einem einzigen Leben erproben kann. Viele von ihnen versprechen weit mehr als die Besserung von Symptomen; es soll ein neuer Mensch erschaffen werden. Das deuten Namen an wie »Urschrei«, »Rebirthing«, »Reinkarnationstherapie«.

In seinem inzwischen auch ins Deutsche übersetzten Buch *Crazy Like Us: The Globalization of the American Psyche*[16] hat Ethan Watters vier Gebiete untersucht, auf denen amerikanische Interessen eine vorhandene Kultur des Umgangs mit seelischen Störungen deformieren: die Zunahme von Magersucht in Hongkong, die Einführung der posttraumatischen Störung und der auf diese bezogenen Therapieformen nach dem Tsunami in Sri Lanka, die Behandlung der Schizophrenie in Sansibar und den Import antidepressiver Medikamente nach Japan.

Ivan Illich hat beschrieben, wie die gut gemeinte Einführung von Ambulanzwagen mit Blaulicht und Sirene die Selbsthilfekultur in einem Armenviertel zerstören kann.[17] Ähnlich haben die von Hilfsorganisationen nach dem Tsunami eingeführten massenhaften Behandlungen von Traumafolgestörungen die Bürger angeleitet, ihre Probleme als individuell zu sehen und sie introspektiv anzugehen. Die traditionelle Kultur sieht das Trauma eher als soziale Isolation, als Unfähigkeit, die eigene Rolle in einem System von Verwandtschaftsbeziehungen zu erfüllen.

In der Folge wurde von den in den USA trainierten Helfern die lokale Kultur der überhöflichen Redeweise als verleugnend pathologisiert. Das führte dazu, dass sich bisher praktizierte soziale Rituale auflösten, die Aggressionen eindämmen sollen. Die »Traumatherapie« durch die NGOs schadete mehr, als sie nützte.

Japan hatte lange Zeit allen Versuchen widerstanden, den Depressionsbegriff der amerikanischen Psychiatrie einzuführen. Entsprechend gering waren die Möglichkeiten, dort Antidepressiva zu verkaufen. In den späten Achtzigerjahren, als die Verkaufszahlen für Prozac in den USA wuchsen, entschied der Pharmakonzern Eli Lilly nach einer Marketingstudie, in Japan gebe es keinen Raum für solche Mittel.

Die japanische Kultur hatte bis ins Jahr 2000 eine ähnliche Beziehung zur Depression wie die europäischen Autoren im 16. Jahrhundert. Diese beschrieben unter dem Einfluss der Neuplatoniker Schwermut als schöpferischen Zustand, der tiefgründige Denker ereilt. Ein symbolträchtiges Kunstwerk aus dieser Zeit ist Albrecht Dürers Kupferstich, der die Melancholie als schöne Frau darstellt, umgeben von Werkzeugen der Kunst und Wissenschaft.

Traurigkeit und Bedrückung wurden in Japan lange Zeit poetisch gesehen, sie waren sozial akzeptierte Gefühlszustände. Erst 1999 begann eine japanische Firma, unter dem Slogan »Erkältung der Seele« (kokoro no kaze) eines der in den Serotoninstoffwechsel eingreifenden Medikamente zu vermarkten.

Das ermutigte die Firma GlaxoSmithKline, den Boom der Antidepressiva auf den Inselstaat zu importieren. Da in Japan (wie in Europa) direkte Werbung für Medikamente untersagt ist, konzipierte der Produktmanager eine dreistufige »Aufklärungsaktion«: Depression ist eine verbreitete Krankheit. Es gibt Medikamente dafür. Wichtig ist, sie früh zu erkennen und rechtzeitig zu behandeln.

Eine Werbekampagne für Paxil wurde entwickelt, in der zum Beispiel eine schöne junge Frau mit strahlendem Lächeln aus der Arztpraxis kommt und sagt: »Ich ging zu einem Doktor, und jetzt bin ich glücklich!« Als Symptome der Depression galten jetzt schwerer Kopf, Schlaflosigkeit, Appetitmangel und Müdigkeit. Der wirtschaftliche Erfolg der Kampagne war enorm. Nach Zahlen der *New York Times* wuchsen die Umsätze zwischen 1998 und 2003 um das Fünffache; Glaxo SmithKline verkaufte 2001 Paxil im Wert von 108 Millionen Dollar, zwei Jahre später waren es schon 298 Millionen.[18]

Das Wort »Depression« ist bemerkenswert vielseitig. In England kann es sogar eine Kerbe in der Landschaft sein, in vielen europäischen Sprachen gilt es ebenso für das Nachlassen der Wirtschaftskraft wie für ein Stimmungstief. In Deutschland hat es den älteren Begriffen »Trauer,« »Schwermut« und »Melancholie« den Rang abgelaufen. Anders lange Zeit in Japan. Die Japaner sprechen von ihrem *ki*, das sich mit Vitalenergie übersetzen lässt. Die Lebenskraft kann blockiert sein, träge oder – sehr bildlich – durch eine undichte Stelle in der Psyche versickern. In einem nachdenklichen Artikel für das *New York Times Magazine* hat eine Pulitzer-Preisträgerin von 2016, Kathryn Schulz, bereits 2004, sechs Jahre vor Watters, die melancholische Geschichte der Überschwemmung Japans mit Antidepressiva nacherzählt.

Angesichts einer traditionell stark von ethischen Idealen der Selbstdisziplin geprägten Kultur wie der japanischen fügt es sich in das zentrale Bestreben einer Machtübernahme der Konsumgesellschaft, möglichst viele Bedürfnisse zu erschaffen. Es geht darum, Disziplin aufzuweichen und den Menschen einzureden, dass sie ihre schlechten Stimmungen nicht als Laune bekämpfen sollen, die vergeht, wenn man sich Wichtigerem zuwendet. Sie sollen sie als Krankheit sehen und glauben, dass ihnen ein Stoff fehlt, den ihnen die pharmazeutische Industrie verschaffen kann.

In der buddhistischen Tradition wird der Mensch auf die Realität des Leidens vorbereitet. Krankheit und Tod sind unausweichlich; gegen sie anzukämpfen, sie gar zu leugnen bringt noch mehr Leid. Glück ist Abwesenheit der Bindung an Lust und Schmerz, nicht dauernde Seligkeit, welche die Paradiesvorstellungen der Christen und Muslime prägen.

In der Psychopharmakologie wiederholt sich ein klassischer Prozess der Konsumgesellschaft. Wir opfern auf dem Planeten Wesentliches für einen Scheingewinn, wir lassen zu, dass für ein trügerisches Versprechen Lebensgrundlagen verschlissen werden.

Um es in der Sprache der japanischen Tradition vom ki zu sagen: Die Trauer wegen einer undichten Stelle im seelischen Gefäß der eigenen Lebenskraft, *ki ga meiru*, wird scheinbar gelindert, aber in Wahrheit wird die undichte Stelle so weit aufgerissen, dass das Medikament unentbehrlich wird, ohne den Schaden jemals beheben zu können. Wer sie mit einem

Antidepressivum kuriert, wird zwar die Depression nicht los, wohl aber die Zuversicht, dass er die Trauer mit seinen intakten Seelenkräften in Schach halten kann.

Eine romantische Sicht auf die Disziplin traditioneller Lebensformen liegt für den Kritiker der Konsumgesellschaft nahe. Aber Vorsicht ist angebracht. Wer von uns ist ganz ohne Sünde, wenn er vor die Wahl gestellt wird, eine Versagung produktiv zu nutzen oder nach der schnellen, bequemen Lösung zu greifen? Wenn sich Menschen besser fühlen, weil sie ein Medikament schlucken, das dafür sorgt, dass ihre Synapsen mit Serotonin versorgt werden – was ist dagegen einzuwenden?

Einzuwenden ist, dass die Langzeitwirkungen der Antidepressiva weder harmlos noch positiv sind – im Gegenteil. Es ist zu erwarten und wurde in klinischen Versuchen bestätigt, dass eine Substanz, welche in den Stoffwechsel an den Synapsen eingreift, diese auch verändert – und zwar dauerhaft, in einer Weise, die nach den seit 2005 publizierten Untersuchungen von Robert Whitaker[19] eigentlich nur eine Interpretation zulässt: Die Unmengen in einer Dauertherapie rezeptierten Psychopharmaka *haben nicht die Zahl der psychisch Kranken reduziert, sondern diese im Gegenteil anwachsen lassen.*

In den letzten fünfzig Jahren, seit die viel gepriesene pharmakologische Wende in der Psychiatrie begann, hat sich die Zahl der wegen psychiatrischer Symptome dauerhaft Beeinträchtigten in den USA verfünffacht. Die beiden Schlüsselzahlen sind 1955 – damals wurde Chlorpromazin eingeführt, das erste potente Neuroleptikum – und 1987, der Beginn der Ära von Prozac. Seit Prozac hat sich die Zahl der dauerhaft

Kranken noch einmal verdoppelt; sie wächst gegenwärtig um 400 Amerikaner pro Tag.

Es hat sich als grundlegender Irrtum erwiesen, dass die Psychopharmaka eine ähnliche kurative Bedeutung gewinnen wie Insulin oder Penicillin. Bei diesen Medikamenten ist der Wirkungsmechanismus bekannt und kausal. Die Psychopharmaka hingegen haben vielfach nicht einmal bewiesen, dass sie Placebos überlegen sind.

Diese Mittel setzen an den Verbindungen der Nervenzellen an. Sie greifen in die Funktionen der Neurotransmitter, der Botenstoffe, ein. Das verändert die geistige Funktionsweise der Kranken, aber *es wirkt nicht auf deren Krankheit* in dem Sinn, in dem ein Antibiotikum einen Erreger daran hindert, sich weiter auszubreiten, oder ein Hormon die Stoffwechsellage korrigiert, die durch seinen Mangel entgleiste. Beide Vergleiche wurden und werden verwendet, beide sind falsch.

Das Problem der Langzeitbehandlung scheint zu sein, dass sich die Rezeptoren an den Nervenzellen nicht einfach manipulieren lassen, sondern auf die neue neurochemische Situation reagieren und sich verändern. Die Serotonin-Wiederaufnahme-Hemmer vom Typ Prozac (Fluktin) blockieren die Wiederaufnahme von Serotonin in den Neuronen. Diese setzen nun weniger Serotonin frei oder vermindern die Aktivität (oder die Zahl) der Serotoninrezeptoren.

Withaker zitiert den Direktor des angesehenen National Institute of Mental Health (NIMH), Steven Hyman, der 1996 nachwies, dass nach einigen Wochen psychopharmakologischer Behandlung das Gehirn des Patienten qualitativ und quantitativ nicht mehr so funktionierte wie bisher.

Psychopharmaka heilen keine psychischen Krankheiten. Sie produzieren eine organische Veränderung im Gehirn, die einen neuartigen Seelenzustand schafft. Dieser mag Anpassungsprobleme beseitigen, normalisiert aber die psychischen Funktionen weder verlässlich noch durchweg zum Besseren. Man kann diese Maßnahme mit dem Gegenfeuer vergleichen, das bei einem drohenden Waldbrand angelegt wird.[20] Elektro- und Insulinschock, selbst die sagenhafte Schlangengrube[21] waren dramatischer und vielleicht auch schädlicher, aber das Prinzip der Behandlung ist geblieben: Nicht die Erkrankung wird geheilt, sondern eine neue Störung geschaffen, von der man hofft, dass sie den Gesamtzustand der Kranken positiv verändert.

Die amerikanische Gesundheitsbehörde hat das erste »Neuroleptikum«[22] Chlorpromazin schon früh mit einem Placebo[23] verglichen. Die kurzfristigen Ergebnisse waren ermutigend – nach sechs Wochen waren 75 Prozent der behandelten Patienten sehr gebessert, gegenüber nur 23 Prozent der Placebopatienten. Aber drei Jahre später forschte das Institut nach den Langzeitfolgen. Es zeigte sich, dass die Patienten der Placebogruppe deutlich weniger Rückfälle hatten als die mit dem Neuroleptikum Behandelten.

Der Zusammenhang von Rückfallhäufigkeit und Chlorpromazin-Dosis ließ sich klar herausarbeiten. Withakers Hypothese: Die Neuroleptika führen in hohen Dosen und über lange Zeit eingenommen zu einer Schädigung des Gehirns, das die Behandelten anfälliger macht. Patienten, die ihre Dauermedikation pflichtgemäß schluckten, hatten schlimmere Rückfälle als Patienten, die keine Medikamente bekamen.

In einer Vergleichsstudie hat die Weltgesundheitsorganisation diese Erkenntnisse bestätigt: Schizophrene Patienten, die in armen Ländern behandelt werden, haben bessere Heilungschancen. Nach zwei und fünf Jahren waren im Schnitt die Patienten in Indien, Nigeria und Kolumbien zu zwei Dritteln gebessert. Nur die wenigsten hatten die teure Dauertherapie mit Neuroleptika bekommen. In den USA und den anderen reichen Ländern hingegen waren zwei Drittel chronisch krank und nur ein Drittel gebessert.[24]

Ähnlich negativ fielen auch die Studien aus, die Antidepressiva mit Placebo und mit Psychotherapie verglichen. 1994 stellte der italienische Forscher Giovanni Fava in zwei Übersichtsarbeiten fest, dass der Langzeitgebrauch von Antidepressiva die biochemische Verwundbarkeit eines Patienten für eine Depression steigert.[25] Sein Ergebnis: Je länger Antidepressiva gegeben werden, desto höher wird das Risiko von Rückfällen.

Serotonin ist Teil eines eher primitiven Systems und wird nicht nur im Gehirn, sondern auch in den Wänden der Adern, im Darm und in den Blutplättchen gefunden. Alle Wirbeltiere und die meisten Weichtiere haben Neuronen, die mithilfe von Serotonin funktionieren; im Gehirn sind die meisten dieser Zellen im Stammhirn, sie greifen von dort in das Gehirn und über die Wirbelsäule in den ganzen Organismus. Sie steuern Atem, Herzfunktion und andere unwillkürliche Prozesse. Dennoch wird nicht nur in der Trivialliteratur, sondern auch in wissenschaftlichen Publikationen kritiklos kolportiert, Serotonin mache »glücklich«. Das ist ähnlich schlichtes Denken wie die Empfehlung, Vitamin C löffelweise mache »gesund«, weil ein Mangel an Vitamin C »ungesund« ist.

In den ersten beiden Jahren nach dem Boom von Prozac wurde dieses Mittel in den USA auch zu dem, über das die meisten Nebenwirkungen berichtet wurden: Psychosen, Angstzustände, Halluzinationen, Schlaflosigkeit, Gedächtnisverlust, Impotenz, Krämpfe, Übelkeit. Eine der gefährlichsten Wirkungen, deren Häufigkeit mit fünf bis zwanzig Prozent angegeben wird, ist eine Manie oder eine Hypomanie. Laut Fava ist das kein einfaches und durch Absetzen der Medikamente heilbares Symptom, sondern eine ernstliche Verschlimmerung der Depression, die mit einem komplexen Mechanismus des Krankheitsbildes zusammenhängt.

Wenn der antidepressiv behandelte Kranke eine psychotische Manie entwickelt, wächst die Gefahr, dass bei ihm eine bipolare Störung diagnostiziert wird und er neue Medikamente erhält – mit dem wachsenden Risiko einer dauerhaften Behinderung.

Es wirkt makaber, wie sich auf dem Gebiet des Umgangs mit den Störungen der Psyche das Leitmotiv der Konsumgesellschaft wiederholt: Kurzfristige Lösungen schaffen langfristig Probleme, die schwerer wiegen als die Not, gegen die sie helfen sollten.

Wir alle sind von den Strukturen geprägt, die *Homo consumens* geschaffen haben und die dem Versprechen von »sapiens« – wissend, weise – entgegenarbeiten: *kurzfristig verführerisch, langfristig verheerend.* Eine Diskussion über die Antidepressiva zeigt meist, wie schwierig die Lage geworden ist und wie groß das Bedürfnis werden kann, sich die Falle schönzureden, in der wir gefangen sind. Obwohl berechtigte Zweifel am Nutzen der Dauermedikation bestehen, wird weiter das Hohelied der Psychopharmaka gesungen, werden Ängste gesät, dass die Symptomatik durch das Absetzen der Medikamente wieder auftreten könnte. Das zentrale Ritual der Konsumgesellschaft, die Zufuhr eines Stoffes, wird erfüllt und gegen Einwände gepanzert.

So bezahlen die Patienten für eine zweifelhafte Hilfe mit einem tief greifenden Verlust an Vertrauen in die Selbstregulation ihrer Psyche.

Tätigkeit unter Sinndruck

In der globalisierten Konsumgesellschaft erodiert nicht nur die Bereitschaft zur Selbstdisziplin, sondern es gibt auch weniger Arbeitsplätze für Personen, die dem wachsenden Konkurrenzdruck nicht mehr standhalten. Die Gesellschaft spaltet sich. Es gibt viel Arbeit für die Hochqualifizierten, die Betriebe konkurrieren um sie. Wer aber nicht mithalten kann, soll sich am besten unsichtbar machen.

Oft wurden Versuche gestartet, Arbeitslose aus den Konsumgesellschaften für Tätigkeiten heranzuziehen, die sonst von Arbeitern aus armen Ländern geleistet werden. Es hat bisher noch nie funktioniert. Im typischen Fall erscheint von den zum Spargelstechen oder Tomatenpflücken verpflichteten Empfängern staatlicher Unterstützung nur ein Bruchteil am Acker. Die anderen legen Atteste vor, dass ihnen die Arbeit aus medizinischen Gründen nicht zumutbar ist. Von denen, die erscheinen, geben die meisten nach den ersten Stunden auf. Menschen, welche die Freude an der körperlichen Arbeit entdecken und sinnvoll finden, sind die absolute Ausnahme.

Landwirte, deren Ernte auf den Feldern zu bleiben droht, greifen bei nächster Gelegenheit auf die bewährten Arbeiter zurück, die in den USA aus Mexiko, in Deutschland aus Polen oder Rumänien kommen. Diese packen die Aufgabe an und scheinen sich zu freuen, dass sie für diesen Lohn arbeiten können.

Solche Situationen werden von naiven (oder böswilligen) Betrachtern damit kommentiert, dass die Arbeitslosen »nicht arbeiten wollen«! Das ist falsch. Die Entwicklung in der Konsumgesellschaft hat die Ansprüche an narzisstische Bestätigung ebenso gesteigert wie die Angst vor ihrem Verlust. Daher wird körperliche Arbeit, in der sich nur langsam und mit Mühe etwas verändert, unattraktiv. Sie kann die manische Abwehr nicht mehr unterstützen.

Diese Arbeitslosen sind nicht »faul«. Ebenso gut könnte man einem Computer, der wegen falscher Eingaben nicht funktioniert, Faulheit vorwerfen. Menschliche Motivation lässt sich nicht mit einem Schalter aus- und anknipsen. Sie ist ein komplexes, sensibles und störanfälliges Geschehen. Es kann einem angst und bange werden vor einer Naivität, die meint, Sinnerleben per Gesetz verordnen und erzwingen zu können – vor allem wenn Arbeitslose in der Altenpflege und nicht der Gurkenernte eingesetzt werden sollen.

Die Sinnhaftigkeit, die einer Tätigkeit zugeschrieben wird, ist ein Beleg für ihre Tauglichkeit als Stütze der manischen Abwehr. Mark Twain beleuchtet in *Tom Sawyer* diese Qualität. Tom wird von seiner Tante für einen Lausbubenstreich »bestraft«. Er muss an einem schönen Sommertag den Gartenzaun streichen.

Andere würden sich zähneknirschend und hastig dieser Aufgabe unterziehen, um danach endlich ihre freie Zeit zu genießen. Tom aber macht aus Zwang Sinn. Diesen kann er den Spielkameraden, die ihn spöttisch bemitleiden möchten, so vermitteln, dass sie am Ende nicht nur für ihn den Zaun streichen, sondern ihn anbetteln und nach ihren Möglichkeiten dafür belohnen, dass er ihnen die Arbeit überlässt.

Die Fähigkeit, körperliche Arbeit als sinnhaft zu erleben, wirkt auf den ersten Blick trivial. Aber sie wird in der Konsumgesellschaft zu einer Gnade, einem Geschenk, einem Ritual, das jenen zur Verfügung steht, die sich von der perfektionistischen Jagd nach dem Besonderen emanzipieren können.

Dieses Ritual bindet Ängste auf gesunde und nützliche Weise. In handarbeitenden Kulturen ist es für die meisten Menschen klar, dass diese Form der Auseinandersetzung mit der Umwelt völlig normal, wünschenswert und »gut« ist.

Sobald Kraftmaschinen zur Verfügung stehen, droht die Entwertung der menschlichen Kraft (und der Kraft von Zugtieren) angesichts einer Überschätzung der maschinellen Prothese. Voraussetzung ist allerdings, dass schon früher die Handarbeit ihre entspannte, harmonische Qualität verloren hat. Das hängt mit Prägungen der Männlichkeit in kriegerischen, expansiven Kulturen zusammen, mit Wehrpflicht und Wehrdienst, die sich auch in dem Zwang für den Arbeiter spiegeln, sich über die Grenzen von Schmerz und Müdigkeit hinaus anzustrengen.

Wer diese Härte gespürt hat, kann die Verführung verstehen, die von allen Erleichterungen kräftezehrender, gelenkverschleißender Plackerei und Maloche ausgeht. Aber damit geht auch die elegante Qualität der physischen Arbeit verloren, welche den Körper aufbaut und erhält, nicht verkrümmt und ruiniert.

Als ich die Statistik über das höchste Risiko an depressionsbedingter Arbeitsunfähigkeit bei den Mitarbeitern von Callcentern las, fiel mir eine Fallgeschichte ein. Ein depressiv Erkrankter hatte als Postbeamter Masten gesetzt und Leitungen verlegt. Als sich sein Arbeitgeber zur Telekom modernisierte, wurde er nicht mehr gebraucht. Man versetzte ihn in ein Callcenter, wo er den Eindruck hatte, nichts mehr zu leisten, stattdessen aber den Beschimpfungen enttäuschter Kunden ausgesetzt zu sein.

Es ist üblich, in einem solchen Fall dem Kranken die Diagnose einer Erschöpfungsdepression vorzuschlagen, ihn arbeitsunfähig zu schreiben und mit Antidepressiva zu versorgen. Der Allgemeinarzt oder Nervenarzt, denen er über seine Symptome berichtet, werden in den meisten Fällen nicht nachfragen, um die Geschichte des Sinnverlustes zu rekonstruieren. Falls sie es doch tun, fehlt doch der Raum, sich eingehend mit der fehlenden Selbstwirksamkeit am Arbeitsplatz zu beschäftigen.

Es ist kein erfolgsträchtiges und schnell wirksames Unternehmen, den Kranken zu bewegen, sich mit den gesellschaftlichen Veränderungen seines Arbeitsgebers vom Staatsbetrieb zum börsennotierten Unternehmen auseinanderzusetzen und gemeinsam mit ihm nach aktiven Lösungen zu suchen. Viel eher erfüllen sich wechselseitige, an Bequemlichkeit orientierte Rollenbilder, wenn der verschlissenen Nervenkraft (Pseudo) Ersatz angeboten wird.

3
Mehr verbrauchen, als nachwächst

Die Depression ist von einer seltenen Erkrankung zu einem Alltagsproblem geworden, mit dem jeder fünfte Bürger Deutschlands irgendwann in seinem Leben zu tun hat. Wie belastbar solche Zahlen sind, lässt sich schwer entscheiden, aber die wachsende Zahl der Arbeitsunfähigkeiten hat auch die Sozialversicherer auf den Plan gerufen und das Problem rot unterstrichen. Nach dem gesellschaftlichen Faktor wird dennoch selten gefragt.

Es gehört in einer psychotherapeutischen Praxis zur Routine, Freiberuflern zu raten, wenn sie sich gegen Arbeitsunfähigkeit versichern lassen möchten, diesen Vertrag lieber *vor* einer Behandlung abzuschließen. Wer einmal in Psychotherapie war und das auf die Erpressungsfragen seiner Versicherung (»bei wahrheitswidrigen Angaben ist die Police ungültig«) mitteilt, wird kaum je versichert. Da nützt das fachärztliche Attest nichts, dass die Depression aus singulärem Anlass (»Tod der Mutter«) ausgebrochen ist und erfolgreich behandelt wurde.

Die modernen Gesellschaften leben über ihre Verhältnisse. Sie verbrauchen mehr, als sich regeneriert. Unter diesem Aspekt ist das nicht mehr so beliebte Wort von der Konsumgesellschaft korrekter als die nette Dienstleistungsgesellschaft, *Miss Service Society*.

Der Vergleich drängt sich auf: Gilt das auch für die psychischen Ressourcen? Verzehren die Raubbaugesellschaften mehr, als sich regenerieren kann? Wie ist die Korrelation von Konsumgesellschaft und Depressionen zu verstehen?

Auf der einen Seite wachsen die Anforderungen, dass wir Kränkungen verarbeiten und angesichts eigener Mängel und Geltungsmöglichkeiten nicht verzagen sollen. Auf der anderen Seite werden die Möglichkeiten geschwächt, Einbußen an Harmonie, Wohlgefühl und Bequemlichkeit zu ertragen und das aufzubauen, was in der antiken Philosophie als stoische Haltung beschrieben wird: Übles gehört zum Leben, nimm es nicht persönlich, mach weiter. *Shit happens, get over it.*

Die Konsumgesellschaft legt uns von Kindheit an nahe, die Vielfalt der eigenen Bedürfnisse zu kanalisieren. Nur so können wir spezialisierte Leistungsaufforderungen erfüllen, von denen die Zuwendung unserer Eltern und unsere soziale Geltung abhängen. Angst vor Versagen wird maximal stimuliert; das Kind bemerkt, dass die Eltern sich entspannen, wenn es »normal« ist, beispielsweise gute Schulnoten bringt. Sie verkrampfen sich, leiden und sind selbst durch Angst beeinträchtigt, wenn es nicht »normal« ist.

Parallel dazu bietet die Umwelt Komfort und Sicherheit, solange das Funktionieren im Spezialisierten und die entsprechende (finanzielle) Anerkennung gewährleistet sind. Verwöhnung ist in weiten Bereichen »normal«. In den Märchen der Brüder Grimm ist es noch klar, dass Kinder leiden müssen, wenn sie ihre Eltern nicht genug lieben; heute fürchten Eltern unglückliche Seelenzustände der Kinder und haben oft größte Mühe, längst volljährigen Nachwuchs nicht wider besseres

Wissen mit Geld zu versorgen, damit drogensüchtigen Söhnen und Töchtern das Leid von Entzug und Therapie erspart bleibt.

Ein vom Überoptimalen der Medien umspültes Ich wird darauf trainiert, seine Mängel zu sehen. Das schmerzt und schreit nach schnellen Gegenmaßnahmen. Darin liegt die Faszination der Bildschirmspiele: Hier gibt es schnelle Erfolge und spannende Aufgaben, viel befriedigender als Handarbeit oder methodisches Lernen. Schulunterricht war früher auch nicht besser, vielleicht sogar schlechter. Aber diese Konkurrenz fehlte; weniger Kinder waren unkonzentriert, ablenkbar, verlangten nach dauernder Motivierung.

Die (verwöhnende) Liebe zum Kind

Die ängstliche Fürsorge der Helikoptereltern, die ihren Nachwuchs umschwirren und Elfjährige noch in die Schule begleiten, führt dazu, dass die Kinder im Elternhaus triebhaft und expansiv auftreten. Die Folge sind Modediagnosen wie »Aufmerksamkeitsstörung«. Nicht mehr geübt werden Angstbewältigung und Selbstberuhigung. Je weniger Unsicherheit ertragen werden muss, desto schneller resigniert ein ungeübtes Ich, wenn es darum geht, sich gegen Widrigkeiten zu behaupten.

Eltern wie Kinder sind Opfer von Entwicklungen, deren Schattenseiten zunächst verleugnet werden. Der Geschäftsführer des Supermarkts lässt dort, wo man an der Kasse Schlange steht, die *Quengelware* ins Regal legen – Schokoriegel etwa, Gummibärchen oder Überraschungseier. Diese heischen Kinder während der Wartezeiten.

Der schnelle Genuss entspannt und verbindet – für kurze Zeit. Die Nachgiebigkeit der Mutter, die das Quengeln des

Kindes bestätigt und verstärkt, ist ein kleiner Schritt beim Abbau der kostbaren Fähigkeit, Versagungen zu ertragen. Wer nun behauptet, es sei *einfach*, dieser Falle zu entkommen, reduziert eine komplexe Situation auf eine moralische Alternative und ignoriert die *strukturelle* Überforderung aller Beteiligten.

Von Kinder*tyrannen* zu reden reproduziert im Grunde die beschriebene Störung. Tyrannen sind Gewaltherrscher. Und Kinder sind den Erwachsenen immer mehr ausgeliefert als umgekehrt. So drückt die Rede von den Tyrannen ebendie Überschätzung aus, die sie anprangert. Weder sind Kinder jemals Tyrannen, noch haben Eltern die Macht, sie in solche zu verwandeln oder aber sie aus dieser Rolle zu erlösen. Aber moderne Eltern kommen nicht mehr mit den pädagogischen Techniken aus, die in traditionellen Gesellschaften problemlos funktionierten. Daher werden sie durch autoritäre Ratschläge noch mehr verunsichert. Bedeutung und Macht der Eltern sind geschwunden; gleichzeitig sollen sie mehr leisten. Woher die Kraft dafür nehmen?

Unsere Belastbarkeit für das Quengeln geliebter Kinder ist in der Welt der Jäger und Sammler verwurzelt, in der es grundsätzlich *nicht viel von wenig* gibt. In einer traditionellen Welt sind Kinder meistens hungrig und freuen sich über alles, was sie bekommen können; ihr einziges Vorbild sind die Menschen um sie herum, von denen jeder etwas tut, was den Kindern einleuchtet, und sie durch Nachahmung lernen lässt, ihren Beitrag zum Überleben der Gruppe zu leisten.

Heute müssten wir unsere Kinder an den regressiven Versuchungen einer Welt vorbeilenken, in der es *zu viel von allem* gibt. Und darüber hinaus müssten wir ihnen immer und immer wieder mit der schwachen Überzeugungskraft von Worten gegen die Macht der Bilder klarmachen, dass die Realität anders ist als ihre Fantasie.

»Ich bin ein Motorrad. Ich fahre hundert!« kreischt der kleine Junge, der auf einem winzigen Fahrrad, beschützt durch einen knallroten Helm, seiner Mutter hinterherstrampelt, die sich besorgt nach ihm umdreht. Ich musste an einen anderen Vierjährigen denken, der mir bei einem Besuch bei seinen Eltern, besonnenen, konsumkritischen, aber auch liebevoll gewährenden Menschen, einen dicken Motorradkatalog brachte.

Die Eltern hatten ihm das Buch geschenkt, weil er bei jedem geparkten Motorrad stehen blieb und etwa fragte, ob das ein Chopper oder ein Rennmotorrad sei. Niemand schien zu wissen, woher diese Begeisterung kam. Niemand im Umkreis fuhr Motorrad. Aber unter den vielen Dingen, die das Kind sah, fesselte gerade dieses seinen Blick und seine Fantasie.

Wir verbrachten die nächste Stunde damit, dass er mir die einzelnen Maschinen zeigte und ich ihm die technischen Daten vorlesen musste. Am meisten interessierte ihn die Höchstgeschwindigkeit, gefolgt von der PS-Zahl. Nachher gingen wir spazieren. Er lief voraus, brummte und röhrte wie ein Motor, der hochgeschaltet wird. Er *war* ein Motorrad und bestimmt kein schwaches oder kleines, langsames!

Motorräder sind nackte Kraft, halb Mensch, halb Maschine, vergleichbar den mythologischen Zentauren der Antike, halb Mensch, halb Pferd. Der Explosionsmotor ist beim Motorrad näher am Menschen als überall sonst.

Der Philosoph Günter Anders hat über ein »prometheisches Gefälle« gesprochen und den Gegensatz zwischen der Schwäche des menschlichen Organismus und der Perfektion unserer Maschinen betont. Mir fiel ein Vers von ihm ein:

»Täglich steigt aus Automaten
immer schöneres Gerät.
Wir nur blieben ungeraten,
uns nur schuf man obsolet.«

Anders hat vermutet, dass dieser Kontrast Scham auslöst, die er »prometheisch« nannte. Davon konnte ich in meinen Beobachtungen aber nichts finden, war doch der Triumph deutlich, *sich selbst in eine Maschine zu verwandeln.*

Der Begriff der prometheischen Scham zeigt die Distanz des gebildeten, kritischen Erwachsenen in Günter Anders' Generation zu technischen Geräten. Aber die Art, wie Menschen diese Dinge erleben, wandelt sich. Scham setzt *Abstand* voraus, die Bereitschaft zum nachdenklichen Vergleich. Heute überwiegt die *prometheische Gier,* mithilfe der Maschine den eigenen Wert, die eigene Macht und Geltung zu steigern.

Die Dinge neben den Menschen bieten dem Kind wichtige Erfahrungen: Dinge sehen das Kind nicht, aber sie bewerten es auch nicht; sie loben nicht, aber sie nörgeln auch nicht. Sie lassen etwas mit sich machen. Manche sind gefährlich, aber in der Verschmelzung mit ihnen kann das Kind diese Gefahr bezwingen. Wenn es nur gute Menschen gäbe, müssten wir uns schämen, wenn wir sehen, dass unsere Kinder von Maschinen mehr fasziniert sind als von Menschen. Aber solange das nicht der Fall ist, ist es doch verständlich, wenn Kinder spielen, sie seien nicht nur Prinz und Prinzessin, Hund, Löwe, Elefant, sondern auch Bagger, Motorrad oder Hubschrauber. Es ist die Einübung in eine Leistung, zu der sie real nicht fähig sind, deren Perfektion sie jedoch fasziniert.

Die Erschöpfung der manischen Abwehr

Psychologisch gesehen, ist die Überzeugung, dass wir unsere Lebenszufriedenheit und unsere Liebesbeziehungen durch Leistung kontrollieren können, eine Form von Selbstüberschätzung und Verleugnung, die uns so lange nicht auffällt, wie sie funktioniert. Wir investieren Anpassung in Beziehungen und erwarten, dass diese Investition zurückkommt. Wir orientieren uns an Normen und finden es selbstverständlich, dass andere das auch tun. Als Opfer von Betrügern und Kriminellen, vielleicht auch nur von undankbaren Kindern und eigensüchtigen Freunden fallen wir aus dieser Welt. So haben wir uns das Leben nicht vorgestellt!

Um die psychologischen Kanalisationen (in der Sprache der Psychoanalyse: die Abwehrmechanismen) aufrechtzuerhalten und unsere Wut zu neutralisieren, wenn unsere Erwartungen nicht erfüllt werden, benötigen wir seelische Energie. Die Depression bricht aus, wenn die Kräfte erschöpft sind, welche die Verleugnung aufrechterhalten haben. Wenn wir die neurophysiologische Komponente dieser Verleugnung durch einen plumpen Eingriff in den Gehirnstoffwechsel bekämpfen, handeln wir ähnlich wie der Autofahrer, der die Leistungsminderung eines schlecht mit Öl versorgten Motors durch Vollgas »ausgleicht«.

Wer die Gefährdung verstehen will, darf nicht erst die depressiven Zustände untersuchen. Das führt in die Irre und zu den Medikamenten. Er muss sich mit der *Abwehr* beschäftigen und sich dabei geistig an dem Wort »manisch« reiben, das in der historischen Tradition (»manisch-depressives Irresein«) seinen inneren Zusammenhang mit der Depression belegt hat.

Die aller dynamischen und systemischen Sichtweise beraubte Nomenklatur der medizinisch-pharmakologischen Industrie ignoriert solche Zusammenhänge. Sie wird behaupten, es sei »wissenschaftlich« (in Wahrheit statistisch) bewiesen, dass Depressionen mit oder ohne manifeste Manie auftreten. Aber damit ist der innere, der unbewusste Zusammenhang nicht aus der Welt.

Die manische Abwehr ist nicht nur in der gesellschaftlichen Konstruktion der Wirklichkeit verankert, sie ist vielfach mit ihr identisch. Die Konsumgesellschaft verleugnet die Grenzen des Wachstums, die Erschöpfbarkeit der Ressourcen, die Gefährdung des Klimas mit ähnlichem Nachdruck wie Individuen die Grenzen der Sinnstiftung und der Ermöglichung von Lebensfreude durch Fixierung auf Leistung, Erfolg und Konsum.

Ökonomen raten, niemals das ganze Vermögen in eine Richtung zu investieren. Man sollte nicht die Aktien eines einzigen Unternehmens kaufen, sondern streuen; man sollte sein Geld nicht nur in verzinsten Papieren, nicht nur in Aktien, nicht nur in Gold und Edelsteinen, nicht nur in Immobilien anlegen, sondern in möglichst vielen Bereichen zugleich. Ähnlich wurde früher der Landwirt aufgefordert, nicht auf

Monokulturen zu setzen, um zu verhindern, dass er im Fall einer Missernte alles verlor.

Die Qualifikation der Menschen in der Konsumgesellschaft hingegen fixiert sich auf die berufliche Spezialisierung. Die Chancen für den Arbeitsmarkt werden optimiert, das Spektrum der Interessen engt sich ein, die unmittelbare Freude an der eigenen Tätigkeit soll zugunsten einer Anpassung zurücktreten, die berufliche Anerkennung (messbar in Bonus, Lohn, Gehalt) und Konsum als Motivationsquelle übrig lässt. Während die Bedeutung der Berufsarbeit für das männliche *und* das weibliche Selbstgefühl immer mehr in den Mittelpunkt rückt, werden Tätigkeiten selten, deren Sinnhaftigkeit unmittelbar erlebt und kreativ weiterentwickelt werden kann.

In einer insgesamt von manischen Verleugnungen durchtränkten Gesellschaft fällt der Aufbau einer manischen Abwehr nicht auf – im Gegenteil: Erst wenn er misslingt, spricht man von einer verkrachten Existenz. Der gute Schüler, die aufmerksame Studentin, die klaglos zu Überstunden bereite Assistentin des Personalchefs, der Maschinenbauingenieur, der Jahr und Tag die Produktion der Plastikverkleidungen für einen Autositz optimiert – sie wirken auf ihre Eltern gesünder als ein Schulabbrecher, der sich mit Gelegenheitsarbeiten durchschlägt und mit einer Band musiziert.

Die Kränkungsverarbeitung

In der Identifizierung mit seinen technischen Prothesen wird der Mensch zum »Prothesengott«, wie Freud sagte. Und in ihrem Versagen verzweifelt er und fühlt sich von allen Möglichkeiten abgeschnitten, weil er zu wenig gelernt hat, sein Leben ohne diese Prothesen zu gestalten.

Um unsere Fähigkeiten zur Kränkungsverarbeitung zu entwickeln, müssten wir lernen, gegen jenen Strom materieller und elektronischer Verwöhnung zu schwimmen, der uns in guten Zeiten trägt, in schlechten aber gegen die Klippen wirft. Wie wenig das einer wachsenden Zahl von Menschen gelingt, zeigen einige verwandte, früher (und außerhalb der Konsumgesellschaften) nicht in dieser Intensität auftretende Probleme: Essstörungen, Sucht, Stalking, Mobbing und Depressionen.

Schon immer haben Menschen Kränkungen verarbeitet, indem sie Trost in Lust suchten – am liebsten in der am besten kontrollierbaren Lust, der an Essen und Trinken. Erst in der Konsumgesellschaft reißt dieser Zusammenhang ab und wird manchmal durch sein Gegenteil ersetzt.

Als ich in den Sechzigerjahren Italienisch lernte, wurde »Sie sehen gut aus« noch mit »Lei è ingrassata« übersetzt, wörtlich: Sie sind fett geworden. Da war der Hunger in der Spracherinnerung noch allgegenwärtig, aber viele Frauen fanden das Kompliment bereits zweifelhaft. Heute fühlen sich die meisten Exemplare beider Geschlechter von *Homo consumens* eher geschmeichelt, wenn man den Eindruck äußert, sie hätten abgenommen. Etwas zynisch könnte man sagen, dass die Hälfte der Heranwachsenden zu dick und die andere Hälfte zu dünn ist; Adipositas auf der einen, Anorexie auf der anderen Seite belegen, dass orale Tröstungen überstrapaziert werden.

Essstörungen sind eine typische Erkrankung der Konsumgesellschaften, dort unbekannt, wo Hunger ein Teil des Alltagslebens blieb. Ähnliches gilt für die Drogensucht.

Der afrikanische Bauer braut sein Festbier, wenn es etwas zu feiern gibt. Er wird das nicht jeden Tag tun. Wer sein Rauschmittel selbst erzeugt, wird selten so abhängig, dass seine Arbeitsfähigkeit leidet. Erst in der Konsumgesellschaft wird Betäubung zur Sucht – der Trinker trinkt am Ende, weil er sich schämt, Trinker zu sein. Seinen Stoff gibt es im Supermarkt.

Nun kann auch die Beziehung zu einem Menschen zur Sucht werden. Menschen werden in einer verwöhnenden Welt unfähig, Trennungen zu verarbeiten. Im Stalking gelingt es nicht, die Trauerarbeit zu leisten, dass ein anderer Mensch keine Neigung verspürt, sich in der gewünschten Weise auf eine Beziehung einzulassen. Stalker sind überzeugt, dass sie das Widerstreben des Gegenübers löschen können.

Eine Person wird als Selbstobjekt erlebt und in eine Fantasie des Stalkers eingebaut, dass er diesen Menschen kontrollieren darf, um sich selbst vor einer Depression zu schützen. Daher ignoriert er das Widerstreben der Verfolgten und deutet es als nicht eingestandene, jedoch mächtige Zuneigung (»Jetzt braucht meine Exfreundin schon die Polizei, um sich vor ihrer Leidenschaft für mich zu schützen!«).

Auch im Mobbing wird eine andere Person verfolgt und entwertet, um das eigene Selbstgefühl vor einer Depression zu bewahren. Natürlich gibt es auch (pseudo)rational motiviertes Mobbing, etwa wenn ein Chef meint, einen Angestellten auf diese Weise zur Kündigung bewegen zu können. Aber auch hier spielt es untergründig wohl eine Rolle, dass der Chef seine Kränkung nicht verarbeiten kann, dass er z.B. an betriebsrechtliche Vorgaben gebunden ist und nicht den Tyrannen amerikanischer Anekdoten *(»you are fired!«)* spielen kann. Viel öfter geht es aber in den Kränkungsszenarien um eine persönliche narzisstische Bedürftigkeit, welche die Unersättlichkeit des Systems spiegelt.

Ob eine Person befriedigende soziale Beziehungen aufbauen kann oder nicht, hängt von Regelkreisen ab. In der Begegnung mit einer Gruppe beleben sich frühe Erfahrungen. So ist es von großer Bedeutung, ob das Kind sich in seinen frühen Beziehungen erwünscht und »interessant« gefühlt hat – es wird sich dann auch in der Schulklasse für die anderen Kinder interessieren und auf diese zugehen. Dagegen wächst die Gefahr eines negativen Regelkreises, je öfter er durchschritten wurde. Wer anderen ohne Charme, mit einer Mischung aus Angst und Aggression begegnet, wird sich nicht beliebt machen, findet keinen Schutz in der Gruppe. Er weckt Gegenaggressionen und ergeht sich auch selbst in aggressiven Fantasien. Solche isolierten Kinder und Jugendlichen sind unglücklich und werden von besorgten Eltern wegen einer »Depression« in einer jugendpsychiatrischen Einrichtung vorgestellt. Manchmal kann ihnen dort geholfen werden, wenn es gelingt, in einer Psychotherapie Kontakt zu finden und die Kränkungsverarbeitung zu entlasten.[26]

Zu Beginn unserer seelischen Entwicklung können wir Kränkungen nicht ohne heftige Reaktionen von Angst, Wut und Zerstörungswünschen verarbeiten. Die menschliche Kinderstube sollte ebenso wie die Schule dazu beitragen, solche primitiven Reaktionen zu neutralisieren und angemessenere Umgangsformen zu entwickeln. Im günstigen Fall gelingt das durch die Identifizierung mit liebevoll zugewandten und am Wohlergehen des Kindes interessierten Erwachsenen.

Sobald dieser Mechanismus überfordert wird, treten ihm bösartige Formen der Kontrolle an die Seite. Das Kind wird beschämt und kritisiert (»schwarze Pädagogik«), der Erwachsene nutzt seine körperliche Überlegenheit, schlägt und quält – und verlangt sogar, die »Strafe« zu bejahen.

In der Konsumgesellschaft geraten Eltern und Erzieher von zwei Seiten unter massivem Druck. Sie sind angehalten, ihre eigenen Kränkungsreaktionen zu disziplinieren. Sie können die körperliche Überlegenheit des Erwachsenen nicht mehr ausspielen. Sie dürfen keine Gewalt anwenden, nicht schlagen, nicht drohen.

Gleichzeitig sollen sie ihr Kind durch eine Welt von Verführungen und Ablenkungen steuern, deren komplexe Gegenwart und unübersichtliche Zukunft gerade gebildete Eltern überfordert, die an sich den Anspruch stellen, ihr Kind für diese Zukunft auszurüsten.

Das Verbot von Gewalt gegen Kinder ist ein großer ethischer Fortschritt. Aber dieser Fortschritt hat einen Schatten: Überforderte Eltern ziehen sich von ihren Kindern zurück, setzen sich nicht auseinander, stehen ihnen nicht bei, helfen ihnen nicht, Kränkungen zu verarbeiten, und überlassen sie den Bildschirmwelten. Sie beharren nicht auf Empathie in unterschiedliche Positionen, etwa in ihre Angst, dass das Kind unselbstständig bleibt und durch seine Anspruchshaltung keine Freunde findet.

Eltern, welche aufgrund günstiger emotionaler und sozialer Bedingungen Zeit, Geduld, innere und äußere Räume haben, um mit den unweigerlichen Kämpfen zwischen den Generationen fertigzuwerden, haben noch nie Vorschriften gebraucht, um sich angemessen ihren Kindern zuzuwenden. Manche, die sich sonst gehen lassen würden, mag das Gesetz zurückhalten. In viel zu vielen Fällen aber führen die Widersprüche zwischen dem Anspruch an eine »gute« Erziehung und den realen Ressourcen der Eltern dazu, dass sich diese von ihren Kindern zurückziehen, sie den professionellen Erziehern in Kindergarten und Schule überlassen, die dadurch überlastet werden. Es entstehen Vorwurfszyklen: Überlastete Lehrer geben dem Versagen der Eltern die Schuld an schlechten Leistungen und mangelnder sozialer Kompetenz der Schüler; überlastete Eltern schmähen die Lehrer.

So kann sich vielfach die Fähigkeit nicht mehr entwickeln, Kränkungen zu verarbeiten, sie als Teil des Lebens zu nehmen, sich nach ihnen wieder zu versöhnen. Es gibt immer mehr unkonzentrierte, schnell beleidigte, schnell aufgebende, steten Zuspruchs bedürftige Kinder. Von der Grundschule bis zur Universität schrumpft die mittlere Gruppe der weder herausragenden noch unfähigen Schüler. Sie schwindet vor allem unter den jungen Männern. Eine reife, von Empathie getragene Kränkungsverarbeitung ist erschwert, findet weniger statt, auf allen Ebenen: in der Familie, in der Schule, in den Cliquen, in den sozialen Medien. Zu mobben und gemobbt zu werden, einen Shitstorm zu entfachen oder sein Opfer zu werden ist Teil des Alltags unter Heranwachsenden.

Bildschirmspiele dringen in die Rückzugswelt der Kinder und Jugendlichen, die unglücklich und voller Neid auf jene blicken, die sich beliebt machen können und in ihren Cliquen schwimmen wie der Fisch im Wasser. Sie entlasten die gekränkte Seele, weil sie eine archaische Welt bieten, in der eine unsichere, gekränkte Männlichkeit doch noch einen Heldentraum träumen kann – und gleichzeitig die Möglichkeit hat, sich an jenen zu rächen, die schuld sind an sozialen Ängsten und dem quälenden Gefühl, keinen Platz zu finden in der Realität.

Wo es Schulbildung gibt, haben gegenwärtig Jungen schlechtere Noten. Sehr viel mehr von ihnen verlassen die Schule ganz ohne Abschluss. Auch in den Fächern, die als »unweiblich« gelten, Mathematik und Naturwissenschaften, bringen Mädchen im Durchschnitt bessere Leistungen. Die Analysen dieses Phänomens haben die populäre These entkräftet, dass die Jungen durch die meist weiblichen Lehrkräfte benachteiligt werden.

Alle Lehrer, Männer wie Frauen, benoten Mädchen besser; im Übrigen waren die Zensuren der Jungen auch schon vor hundert Jahren schlechter, als das Bildungssystem noch von Männern dominiert war. In neutralen Tests unterscheiden sich die Geschlechter sehr viel weniger als in den Schulnoten. Noten spiegeln vor allem den Eindruck, den die Schule von der Fähigkeit der Schüler hat, mitzuarbeiten und sich an den vorgegebenen Zielen zu orientieren. Sie bewerten die Konzentration während einer Prüfung, das Durchhaltevermögen in der Vorbereitung, die Lernbereitschaft.

Das männliche Selbstgefühl ist empfindlicher und labiler als das weibliche. Das kleine Mädchen gewinnt in den meisten Fällen schon früh einen belastbaren Kern, weil es sich mit der Person identifizieren kann, die in aller Regel die erste ist, der ein Kind begegnet: mit der Mutter.

Der kleine Junge identifiziert sich ebenfalls mit der Mutter, doch muss er diese Identifizierung später wieder aus sich vertreiben, sie in sich bekämpfen, sie in eine Desidentifizierung überführen. Daher ist sein Selbstgefühl weniger belastbar. Frauen sind besser gerüstet, aus einer unterlegenen Position das Beste zu machen. Männer haben größere Mühe, Kränkungen ohne den Rückgriff auf primitive Reaktionen wie totalen Rückzug oder wütenden Angriff zu bewältigen.

Die Angst vor Frauen, die ihre Rechte wahrnehmen und sich in einer Welt differenzierter Berufe besser zurechtfinden, plagt Männer überall dort, wo sie sich einer unsicheren Zukunft gegenübersehen – und das ist in den meisten Schwellenländern der Fall. Daher wollen die Taliban in Afghanistan, der Islamische Staat in Syrien und die Anhänger von Boko Haram in Nigeria die Schulbildung für Mädchen wieder abschaffen.

Das gleicht dem Versuch, Fieber zu heilen, indem man das Thermometer zerbricht. Es schafft auch eine untergründige Verwandtschaft zwischen Terroristen, Amokläufern und radikalen Ideologen fast ausschließlich männlichen Geschlechts. Ihnen fehlt die Bereitschaft, durch Neugierde und Charme die Kluft zu überbrücken, die Männer und Frauen ebenso trennt wie Menschen unterschiedlicher Kulturen. Das fängt in der Schulklasse an: Der einfühlende Umgang mit der Kränkbarkeit des Mitschülers, der Mitschülerin kann erlernt und geübt werden – oder auch nicht.

Von Stalking ist bereits bekannt, dass die Täter häufig Personen verfolgen, mit denen sie einst eine Beziehung verband. Sie können nicht ertragen, dass sich diese Beziehung anders entwickelt, als sie es sich wünschen, verfolgen das Objekt mit einem Nachdruck und manchmal Hass, der sich scheinbar durch dessen abweisendes Verhalten oder Gegenwehr speist, dahinter aber vor allem durch die narzisstische Wut geprägt ist, dass sich eine (Beziehungs-)Erwartung nicht erfüllt und dadurch ein geschwächtes Selbstgefühl vom Zusammenbruch bedroht ist.

Während wir also bereits zu wissen glauben, dass Stalking etwas mit einer Liebesbeziehung zu tun hat, erscheint dieser Gedanke beim Mobbing doch befremdlich. Warum sollen die gequält, abgewiesen, kaltgestellt, entwertet und entwürdigt werden, denen einmal Liebe, Treue und Fürsorge zugesichert wurden?

Liebevoller Streit:
Das soziale Antidepressivum

Die Verwandlung von Liebe in Hass ist uns vertraut. Auch sie hängt mit der Kränkungsverarbeitung zusammen. Das Problem der narzisstisch belasteten Menschen lässt sich damit verknüpfen, dass sie ein Selbstobjekt *ausschließlich* durch Idealisierung erhalten können. Im Augenblick der Kränkung verlieren sie die Fähigkeit, *gleichzeitig* diese Kränkung und die Verbindung zu dem kränkenden Menschen zu erleben, pfleglich mit diesem umzugehen, ohne die eigene Verletzung zu ignorieren. Sie können sie nur leugnen – und dann zusammenbrechen, wenn es zu viele Verletzungen geworden sind. Oder aber das Kind mit dem Bad ausschütten, den bisher bewunderten Menschen völlig entwerten und sich von ihm trennen.

Weniger depressionsgefährdete Menschen können ihre Gefühle, geborgen zu sein und anerkannt zu werden, im Alltag durch lebendigen Austausch erhalten – etwa durch jenes lie-bevolle und doch streitbare Spotten, Kabbeln, Anrempeln und dann schnell wieder In-den-Arm-Nehmen, das gute Teams von der Reisekameradschaft bis zur Fußballmannschaft und zur Ehe auszeichnet.

Unter amerikanischen Ureinwohnern gab es einen Brauch: Freundespaare, die »nur« damit beschäftigt waren, sich zu ver-spotten. Diese Gleichzeitigkeit von Aggression und Zunei-gung ist eine Art soziales Antidepressivum. Ein in synchroner manischer Abwehr mustergültig vereintes Ehepaar kleidet sich in eine Aura von Harmonie und Langeweile. In einer Krise plötzlich spinnefeinde Paare berichten oft, wie sehr sich ge-genwärtig alle Bekannten wundern. Sie hatten sie immer für ein Musterpaar gehalten.

Das depressive Lebensmodell läuft darauf hinaus, Krän-kungen zu ignorieren, bis sie übermächtig werden. Entweder bin ich bei allen beliebt, oder keiner kann mich leiden. Entwe-der habe ich die richtige Frau, den richtigen Mann oder die/den falschen. Entweder habe ich den richtigen Beruf oder den verkehrten. Mein Leben ist verpfuscht, weil ich nicht zur See gefahren bin, sondern an Land geblieben – oder umgekehrt. Ein recht umfangreiches Buch lässt sich so mit Krankenge-schichten zum Thema »Alles oder nichts« füllen.[27]

Es sind kulturelle und entwicklungspsychologische Pro-zesse, die zu einer depressiven Entwicklung hin oder aus ihr herausführen. Das biologische Modell führt in die Irre. Es ist nicht fruchtbarer als die chemische Analyse eines Flug-zeugs, um die Ursachen für dessen Absturz herauszufinden. Neurowissenschaftliche Datensammlungen klären nicht, ob es sich bei den entsprechenden Veränderungen um Ursache oder Folge der Depression handelt.

Menschen erinnern sich an Menschen, sie bilden Menschen in sich ab, das Kind erwirbt seine neuronalen Strukturen durch Identifizierungen. Selbst der Einsiedler in der Höhle am Fuß des Sinai hat Bilder von Menschen in sich, entwirft sie neu und projiziert sie in das Gewitter, in einen Gott, in die Schüler, die sich um ihn scharen und nun wiederum ihn strukturbildend in ihr Inneres aufnehmen.

So ist die Depression ein Prozess, der sich unter einer Oberfläche abspielt und in einer Kultur multipliziert wird, in der Anpassung an die Dyade von normierter Leistung und normalem Konsum oberstes Gebot ist. Die Intensität der Gefährdung wächst mit der unverarbeiteten Angst der frühen, strukturbildenden Introjekte – in der Praxis meistens der Eltern –, ihr Kind könne »versagen«, und mit der Angst, welche in dem Kind inszeniert wird. Diese Angst ist die grundlegende Quelle der Unberechenbarkeit des depressiven Geschehens. Sie erschwert es auch, therapeutisch darauf einzuwirken, weil der Therapeut fast unausweichlich im Modus der frühen Objekte erlebt wird, als jemand, der Eindrücke des eigenen Versagens und der Schuld vermittelt.

Die Gefühle der Freudlosigkeit, der Sinnlosigkeit, der ständigen Qual, die Versuchung, der Selbstschinderei durch Suizid ein Ende zu setzen, zeigen die enge Verwandtschaft der Depression mit der Angst. Zum Wesen der Angst gehört, dass sie alle anderen Emotionen außer Kraft setzt, um die verfügbare seelische Energie auf die Gefahr zu richten und diese zu bewältigen. Die Wurzel der Angst liegt in einem heftigen sozialen Schmerz. Er soll uns vor der Gefahr warnen, als Kind in der Steppe allein zu sein, ohne einen schützenden, nährenden, aufmerksamen, interessierten Begleiter.

Wer erwachsen ist, meint vielleicht, diesen Begleiter nicht mehr zu brauchen. Das mag in der Welt des Hungers der Fall sein, aber nicht in der Welt der Angst, die wir seit dem Neolithikum besiedelt haben. Hier ist die Angst vor dem Verlust der schützenden Selbstobjektbeziehung zu den Mitmenschen, die unser Selbstgefühl und Identitätserleben festigen, universell und unausweichlich. Wer sich mit seinen Selbstobjekten liebevoll streiten und rempeln kann, dem gelingt es, seine Angst zu domestizieren und sie mehr oder weniger im erträglichen Bereich zu halten. Aber wer in ganz sicherer Harmonie leben will und eine Weile auch von sich glaubt, das zu schaffen oder es geschafft zu haben, der ist in Gefahr.

Hier wirken Regelkreise, die ein an den individuellen (Hirn-) Funktionen orientiertes Modell niemals erfassen wird. Je intensiver die früh aufgenommenen Ängste die Angstentwicklung in der eigenen Psyche verstärkt haben, desto größer ist das Bedürfnis, jeden Anstoß zu vermeiden, jede Äußerung der Aggression, der Normabweichung zu kontrollieren. Entsprechend wird auch die Aggressionsverdrängung hoch beansprucht, denn die Betroffenen erleben ständig, dass ihre Hemmungen, ihre Rücksichtnahme und Bescheidenheit nicht belohnt werden, und müssen nun auch ihre Wut- und Racheimpulse zügeln.

Sie bemerken mit wachsendem Entsetzen, wie wenig ihr eigenes inneres Erleben ihren Erwartungen an das, was sie fühlen und »sein« möchten, noch entspricht. Sie leiden unter Gefühllosigkeit, Freudlosigkeit, innerer Leere und erschöpfen sich in einem aussichtslosen Kampf. Je mehr ich versuche, Aggression, Neid und Rivalität aus meinem Erleben zu vertreiben, desto schuldiger fühle ich mich, sobald es nicht gelingt und meine manische Abwehr versagt. Ich kann die Bleigewichte, die an meinen Fesseln hängen, nicht abwerfen. Mit jedem unbekümmerten Läufer, der mich überholt, werden sie schwerer. Nur eines ist klar: Es ist meine Schuld, ich strenge mich nicht genug an!

Man kann sich vorstellen, wie belastend es ist, sich eine solche Szene überhaupt erst einmal kognitiv in vollem Umfang zu vergegenwärtigen – wie viel schwerer noch, sie analytisch zu verstehen und sich mit dem langen Weg zu beschäftigen, auf dem sich so viele von Ängsten bewachte Ideale aufgebaut haben. Und wie viel angenehmer der Gedanke ist, der Weg sei gar nicht verkehrt, die Erwartungen seien gar nicht unrealistisch, die eigenen Eltern, man selbst, die Gesellschaft seien auf gar keinem falschen Weg, nur die Chemie im eigenen Gehirn sei verrutscht, die Hormone spielten verrückt, das Ganze ließe sich durch Pillen wieder in Ordnung bringen.

Die chemischen Modelle mögen falsch sein, die pharmakologischen Versprechungen erfüllen sich nicht. Dennoch ändert sich unter einer antidepressiven Therapie manches im sozialen Feld, in den Selbstobjektbeziehungen, parallel dazu auch in den psychischen Strukturen.

Die Depression wird dank der täglich geschluckten Pillen nicht mehr verleugnet. Sie wird mehr oder weniger »ernst genommen«. Darin steckt ein hohes Potenzial sozialer und individueller Veränderungen. Es macht einen Riesenunterschied, ob eine Hostie beim Discounter im Hunderterpack für 99 Cent gekauft und verspeist wird oder ob ich sie von einem Bischof im Ornat unter einem goldenen Baldachin an der Kommunionbank im Dom entgegennehme.

Die Wirkung eines Antidepressivums, verabreicht mit der ganzen Potenz des medizinisch-industriellen Komplexes, wäre mit einer Milchzuckerpille niemals zu erreichen, die der Apotheker mit verlegenem Lächeln und dem Satz »Es schadet Ihnen bestimmt nicht!« aushändigt.

So aber, von dem Beipackzettel beeindruckt, vegetativ aufgerührt und endlich von dem Druck befreit, alles kraft der eigenen Fähigkeiten zur Kränkungsverleugnung schaffen zu müssen, stabilisiert sich ein Grundpfeiler der manischen Abwehr wieder, die Hoffnung und die Entlastung: »Ich bin nicht schuldig, ich bin krank!« Und je nachdem, wie viel von der Größenfantasie, welche die Pfeiler der manischen Abwehr stützen müssen, durch das Zugeständnis aufgegeben werden kann, »krank« zu sein, kann sich der Zustand des Depressiven stabilisieren.

Ich meine Stimmen der behandelnden Ärzte zu hören: »Ich lasse mir meine Heilerfolge nicht schlechtreden!« Jeder Mensch, dem es unter den heute so erschwerten Bedingungen ein wenig besser geht, ist ein Gewinn. Wenn wir aber keine Einwände vorbringen dürfen, ohne die bessere Lösung schon zu haben, wird unsere Welt ärmer, als sie sein muss. An Gehirnmythologien festzuhalten und die soziale Analyse der Depression für entbehrlich zu halten ist gegenwärtig die politisch weit mächtigere Position.

Prädepressive Persönlichkeiten

Was die Psychoanalyse kann und die Psychopharmakologie nicht, ist die Erforschung der Psyche *vor* der Depression und damit ein Einblick in die Geschichte des Aufbaus jener manischen Abwehr, die das Depressionsrisiko in die Welt setzt.

Ich bin vor einigen Jahren Großvater geworden. Tochter und Enkel haben mich in den Garten eingeladen. Ich löse meine Tochter als Spielpartner für den Dreijährigen ab. Er hat den Vater beim Löwenzahnausstechen mithilfe eines speziellen Werkzeugs beobachtet und will nun selbst Löwenzahn ausstechen. Das Werkzeug gleicht einem kleinen Erdbohrer. Es verfügt über einen Hebel, mit dem die umstochene Wurzel erfasst und dann mit einem Ruck herausgezogen wird.

Viel zu fruchten scheint das Spezialwerkzeug noch nicht, die Rosetten bevölkern üppig den Rasen. Das Kind kann mit Ausnahme der Entnahme der ausgestochenen Wurzel keine der nötigen Bewegungen aus eigener Kraft leisten. Aber es übernimmt sogleich das Kommando, will »selber« (mit Nachhilfe) einstechen, selber (mit Nachhilfe) die Greifer betätigen, selber herausziehen. Der Dreijährige ist eifrig und mit Freude bei der Sache. Aber die strahlende Miene trübt sich schnell, Tränen fließen, Schreie des Jammers und des Zorns, sobald der Opa etwas »falsch« macht – sei es, dass er seinem eigenen Ehrgeiz die Zügel schießen lässt, einen Löwenzahn perfekt herauszuholen und den Enkel nicht an die Griffe zu lassen, sei es, dass er – von den Jammerlauten gekränkt – dem Kind zu viel zumutet und so der Löwenzahnausstecher wirkungslos bleibt, neben der Wurzel oder zu wenig tief in die Erde dringt, die Wurzel nicht packen kann, umfällt oder stecken bleibt.

In dieser Szene stabilisiert der Großvater als Selbstobjekt die kreative Größenfantasie des Kindes, eine Vorstufe der manischen Abwehr. In dem Dreijährigen ist das dem Psychoanalytiker als »ödipal« geläufige Bedürfnis greifbar, sich das Werkzeug des Vaters anzueignen und mit ihm tätig zu werden. Nach dem schönen Satz von Adorno, dass an der Psychoanalyse nichts wahr ist außer ihre Übertreibungen, will ich hier auf das heute fast schon obligate Dementi verzichten, es gehe dem Kind nicht um den Sexualakt mit der Mutter Erde, sondern um die Bestätigung seiner Kompetenz, seiner Macht, es dem Vater gleichzutun.

Das glücklich gelingende Spiel wird von der empathischen Leistung des Großvaters gestützt. Solche Szenen bauen etwas auf, aber ob dieses Aufgebaute bestehen bleibt oder wieder zerfällt, lässt sich aus der einzelnen Szene nicht ablesen. Wir wissen nur so viel, dass sie produktiv ist und das Netz der narzisstischen Zufuhr in der Familie ähnlich festigt, wie die Kreuzspinne über Nacht die gerissenen Fäden ihres Netzes repariert.

Wie viel solche Zufuhr die einzelnen Mitglieder des sozialen Kosmos brauchen, wird meist erst deutlich, wenn die Defizite überhandnehmen. Wie das Kamel auf der Wüstenwanderung ohne Wasser kann *Homo sapiens* lange Zeit ohne solche Erquickung auskommen. Aber irgendwann beginnt er, Mangel zu leiden. Jedes Kamel muss irgendwann trinken.

Was beim Kamel als Dursttoleranz gelten mag, entspricht im menschlichen Fall der manischen Abwehr. Durst und Sättigung erleben wir bewusst, der Mangel ist ein äußerer. Die Fähigkeit, sich auf der narzisstischen Ebene selbst zu versorgen, ist verborgen und daher schwer berechenbar. Sichtbar wird dann nur das Scheitern – die Depression.

Das haben schon die Einsiedlermönche erfahren, die Gott in der Wüste suchten, als der Christenglaube noch jung war. Manche wurden Heilige, andere verrückt. Aus dem Bestreben, den Eremiten zu helfen, welche die Einsamkeit und den Mangel an Empathie und Zuwendung nicht ertrugen, sind die Mönchsorden entstanden.

Wer als junger Mensch ein Ziel ins Auge fasst, ist heute viel mehr inneren Gefahren ausgeliefert als äußeren. Und während wir uns auf Drachen, Riesen und wilde Tiere vorbereiten, Kampfgeschick und Waffengebrauch üben könnten, ist das angesichts dieser Gefahren erheblich schwieriger. Nur im Einzelfall lässt sich herausfinden, was denn nun die Widerstandskraft geschwächt, die manische Abwehr so schwer getroffen hat, dass der Wanderer seine Zuversicht verloren hat. Zuversicht ist ein anderes Wort für das kostbare Bild des guten Selbstobjekts in uns, das da sein wird, wenn wir es brauchen.

Schon vor einer manifesten Erkrankung fällt an der prädepressiven Persönlichkeit auf, dass sie sich schwertut mit ihren Aggressionen. Die besonders depressionsanfälligen Pflegeberufe fügen sich in dieses Bild. Wer für andere da sein soll, andere versorgen muss, für den ist Opfermut das Ideal, nicht der Kampf um Geld und Ruhm.

Wenn wir den Wandel von den Kulturen des Hungers zu den Kulturen der Angst betrachten, wird auch klar, dass die entsprechenden Veränderungen von einer zunehmenden Kontrolle über die nach außen (gegen Beute, gegen Feinde) gerichtete Aggression begleitet sein müssen. Das Verhalten des Menschen in der Zivilisation prägt mehr und mehr die Angst vor der Aggression. Sie wird in der Regel durch einen projektiven Mechanismus verstärkt: Wer eigene Aggressionen unterdrückt, überschätzt die Aggressionen anderer. Wenn der latent depressive Helfer an einer Gruppe von Kollegen vorbeigeht und meint, den eigenen Namen zu hören, ist er meist überzeugt, dass schlecht über ihn geredet wird. Ein psychoanalytisches Modell über die seelischen Kräfte hinter einer Depression besagt, dass der Depressive seine Aggressionen gegen sich selbst (oder gegen das eigene Ich) richtet. Die Folgen lassen sich in den Selbstanklagen und Schuldgefühlen Depressiver auffinden, in ihren Selbstmordgedanken, aber auch in den entsprechenden Projektionen: Niemandem liegt etwas an mir, keiner liebt mich. Es ist den Eltern, den Freunden egal, wie es mir geht, daher muss ich auch keine Rücksicht auf sie nehmen, wenn ich mir selbst schade.

Die Art und Weise, in der sich die Aggression gegen das eigene Ich richtet, hängt mit der Überschätzung von Leistung und Kontrolle zusammen, welche die Entwicklung der modernen Persönlichkeit prägt. Von Kindheit an wurden die Stimmen der Eltern und Lehrer verinnerlicht, dass die Erfüllung von Anpassungsforderungen und die Unterdrückung von spontanen Gefühlen den »guten« Menschen ausmachen. Daher beginnt der Depressive, sich für einen schlechten Men-

schen zu halten, wenn er auf seinem Weg der Selbstunter-
drückung und Überanpassung nicht die Anerkennung und
Wertschätzung findet, die ihm unverzichtbar erscheinen.

Die Ansprüche an die Bestätigung des eigenen Selbstgefühls organisieren sich auf jeder erreichten Stufe neu (und
werden so auch von den Medien gesehen). Wer beispielsweise
einen Vertrag als Profifußballer mit einem Jahreshonorar von
vielen Millionen hat, dem könnte es nach dem Verständnis des
Durchschnittsmenschen völlig egal sein, ob er auf der Ersatz-
bank sitzt oder auf das Spielfeld läuft. Aber der bisher gefeierte
Sportler leidet, wenn er zur Kenntnis nehmen soll, dass er nur
zweite Wahl des Trainers ist – auch weil ihm die Häme der
Reporter auf der Seele brennt.

Als eine Boulevardzeitung 2009 titelte, zu der Trauerfeier
für den Torwart Robert Enke, der sich durch einen Sprung vor
einen fahrenden Zug umgebracht hatte, kämen mehr Menschen, als sich jemals zuvor in Deutschland zu einem solchen
Ereignis versammelt hatten – selbst mehr als zum Begräbnis
von Konrad Adenauer –, fiel mir die These wieder ein, dass
das Event inzwischen das wahre *Opium für das Volk* geworden
ist, die weltliche Form von bedingungslosem Glauben, Kult
und Transzendenz. Solange ein Event unser Erleben prägt,
können wir alle anderen Probleme vergessen. In der heutigen
Eventkultur spiegelt sich die manische Abwehr als mediales
Geschehen.[28]

Ein Profispieler, der sich umgebracht hat, wird zum Helden
stilisiert. Dabei ist nichts weniger heldenhaft als ein Suizid.
Er ist die Flucht aus einer unerträglichen Situation in das
Vergessen. Den Außenstehenden rührt am Suizid eines Pro-

minenten vor allem, dass der Selbstmörder so viel hatte, was ihm selbst fehlt. *Wenn ich das hätte, würde ich glücklich leben*, sagt sich der Naive.

Der Gedanke, notfalls alle Kränkungen des Geschicks durch den Freitod zu besiegen, schläft in jedem von uns. Wir machen uns selten klar, wie wenig stabil der Schutzwall ist, der uns von solchen Todeswünschen trennt. Es ist, als würde allein diese Einsicht ihn gefährden. Psychotherapeuten wissen, dass es wichtig ist, potenzielle Selbstmörder auf ihre Todeswünsche anzusprechen. Aber auch sie müssen einen inneren Widerstand niederringen, wenn sie das tun. Er sagt ihnen, es sei sicherer, *nicht davon zu sprechen*, denn wer das Thema auch nur erwähne, den treffe eine Mitschuld, weil er an Verdrängtes gerührt hat.

Der spektakuläre Suizid eines Schülers ist die einzige Sensationsmeldung, die aufzubauschen sich die Boulevardpresse verkneift. Zu oft haben solche Berichte auch andere junge Menschen veranlasst, in den Tod zu gehen.

Wie groß die Ansteckungsgefahr durch spektakuläre Suizide ist, zeigt die Selbstmordstatistik nach dem Tod von Marilyn Monroe: Im darauffolgenden Monat stieg sie in den USA um zwölf Prozent, in England und Wales um zehn Prozent. Das waren viele hundert Todesfälle. Im Fall Enke haben die Medien die gute Regel ignoriert, nicht ausführlich und in einem Ton der Heldenverehrung über einen Selbstmord zu berichten. Die ersten Nachahmungstäter waren auch bald unterwegs. Im Jahr 2009 ist die deutsche Suizidrate deutlich angestiegen.[29]

Es ist ein zivilisatorischer Fortschritt, dass ein Freitod als Endpunkt einer tragischen Entwicklung angesehen werden darf, in dem moralisierende Urteile verstummen und die Verstorbenen so würdevoll behandelt werden, wie es allen Toten gebührt. Aber die Art, wie in diesem Fall eine Tragödie ins Licht gezerrt und ausgeschlachtet wurde, zeigt einen Kulturwandel. Dem Eventhunger ist buchstäblich nichts mehr heilig.

Alle redeten von dem unglücklichen Torwart, niemand aber von dem traumatisierten Lokführer und dessen Angehörigen. Der Fahrer wurde zum Vollstrecker eines Todesurteils gemacht, mit dem er nicht das Geringste zu tun hatte. Ihn hat die ganze Rücksichtslosigkeit und krasse Selbstbezogenheit getroffen, welche den Depressiven auszeichnet.

Es ist heldenhafter, Kränkungen standzuhalten und unter belastenden Umständen weiterzuleben, als mit sich und ihnen ein für alle Mal Schluss zu machen. Die Glitzer- und Krawallwelt des Profisports bereitet die Beteiligten wenig darauf vor, dass es im Leben nicht immer glattgeht und sich Niederlagen gerade für die vorbereiten, welche mit höchstem Einsatz an die Spitze gekommen sind. In dem Rummel um Robert Enke hat sich eine Haltung der Medien gezeigt, der die Show über alles geht. Sie hat uns darüber hinaus demonstriert, dass sie das seelische Wohlergehen sowohl der Aktiven wie der Zuschauer wenig interessiert.

Die Selbstmordattentate auf das World Trade Center 2001 haben die Welt erschüttert. Und der Absturz eines Flugzeugs im März 2015 in den französischen Alpen erinnert an Motive antiker Mythen, dass gerade der Versuch, bestimmten Gefahren zu begegnen, in eine neue Tragödie geführt hat: Die schusssichere Tür, die nur von innen freigegeben werden kann, ermöglichte es einem Kopiloten, in tödlicher Ruhe auf eine Felswand zuzurasen. Der ausgesperrte Pilot konnte nichts tun.

Wer in den aufgeregten Tagen nach dem ersten Verdacht die Kommentare studierte, entdeckte Muster in den Reaktionen: absolutes Unverständnis, Larmoyanz über die Rätsel der Seele, Anklage gegen die Grausamkeit eines Täters, der hundertfünfzig Unschuldige mit in den Tod nimmt. Auf der Pegida-Website überboten sich Kommentatoren in der Überzeugung, der Täter sei entweder verrückt oder ein islamischer Konvertit, gefolgt von höhnischer Zustimmung: Das mache doch keinen Unterschied, sei ohnehin ein und dasselbe.

Ich hatte einige Male in meiner psychoanalytischen Arbeit die Gelegenheit, Piloten näher kennenzulernen. Sie alle beschrieben eine für ihre Arbeit charakteristische Mischung aus Triumphgefühl und Angst, in den letzten Jahren gemischt mit Empörung über wachsenden beruflichen Stress.

Die Fluggesellschaften betonen zwar nach außen immer noch die große Bedeutung ihrer Kapitäne und sorgen für schmucke Uniformen, dahinter aber wird die fürsorgliche Pflege der Arbeitsfähigkeit in einem sehr fordernden Beruf mehr und mehr zum Kostenfaktor, den man abbauen will. In kaum einem zweiten Beruf, ausgenommen vielleicht in dem der Chirurgen, werden seelische Probleme und Gefahren für die Arbeitsfähigkeit, wie der Konsum von Psychopharmaka oder Alkohol, so energisch verleugnet wie unter Piloten.

Fliegen ist für den Menschen ein Traum. Wer ihn sich beruflich erfüllen kann, festigt in fast allen Fällen eine professionelle Haltung gegenüber den narzisstischen Verführungen durch ein Hochgefühl, dessen Kehrseite zwangsläufig die Depression ist. Der erweiterte Suizid eines Piloten ist eine extrem seltene Ausnahme. Wir dürfen das Augenmaß nicht verlieren und nicht aufhören anzuerkennen, dass es fast immer gelingt, den Kindertraum vom Fliegen in eine stabile berufliche Rolle umzuwandeln. Denn einfach ist diese Transformation nicht.

Man kann davon ausgehen, dass ein solcher Täter die Fantasie über seinen Untergang als Geheimplan in sich trägt und in der Beschäftigung mit diesen Gedanken auch etwas wie inneren Frieden findet. Die Fachleute sprechen von einer charakteristischen Einengung des Denkens. Dazu gehört auch ein hohes Maß an Aggression, das sich gegen die eigene Person richtet und ausblendet, was die Tat für andere bedeutet.

Persönliche oder gesundheitliche Krisen, Liebeskummer, die Angst vor Fluguntauglichkeit können die verhängnisvolle Fantasie der kalten Rache am eigenen Ich und an seinen Prothesen inszenieren. So banal es klingt, so grausam die Folgen sind: Der 27-jährige Kopilot hat vermutlich in den letzten zehn Minuten seines Lebens nur an sich gedacht.

Diese Gleichgültigkeit gegenüber Dritten ist eine Folge der Störung in der Verarbeitung von Aggressionen. Wenn die Abwehr zusammenbricht, wächst die Angst vor der unterdrückten Wut derart, dass Gefühl und Empathie ebenso blockiert sind wie Lebensfreude, Appetit und die Fähigkeit zur Muße. Es geht dem Depressiven jetzt so schlecht, dass er die Probleme nahestehender Personen nicht mehr wahrnehmen kann.

In extremen Fällen beherrscht ihn der Gedanke an den Selbstmord. Wenn dieser nicht umgesetzt wird, bedeutet das nicht, dass der Lebenswille wirklich stärker ist. Es kann auch daran liegen, dass die Blockade der Entscheidungsfähigkeit so weit geht, dass der Kranke die für eine suizidale Aktion nötige Initiative nicht aufbringen kann. Aus diesem Grund ist die Zeitspanne auch so gefährlich, in der die Lähmung schwindet, es dem Depressiven stundenweise besser geht – und er sich jetzt kräftig genug fühlt, um den schon lange imaginierten Suizid in Szene zu setzen.

In zivilisierten Ländern sind Selbstmorde erheblich häufiger als Tötungsdelikte; laut EU-Statistik sterben jährlich zwischen 50 000 und 60 000 Menschen durch Selbstmord – das sind ungefähr zehnmal so viele wie durch Gewaltverbrechen (Mord und Totschlag) und etwas mehr als die Verkehrstoten (unter denen sich wahrscheinlich auch verdeckte Suizide finden). Spektakulär und sehr selten sind erweiterte Suizide, sei es als Familiendrama (ein Elternteil nimmt Kinder oder den Expartner mit in den Tod), sei es als Amoklauf.

»Sinnlose« Massenmorde durch Halbwüchsige mit automatischen Waffen gehören zu den großen Gesten in den Konsumgesellschaften des 21. Jahrhunderts. Die meisten gewissenhaften Selbstbeobachter werden zugeben, dass ihnen ähnliche Mordimpulse nicht gänzlich fremd sind. Kaum einer hat das in einer so schönen Mischung von Idylle und Schauder vorgetragen wie Heinrich Heine:

»Ich habe die friedlichste Gesinnung. Meine Wünsche sind: eine bescheidene Hütte, ein Strohdach, aber ein gutes Bett, gutes Essen, Milch und Butter, sehr frisch, vor dem Fenster Blumen, vor der Tür einige schöne Bäume, und wenn der liebe Gott mich ganz glücklich machen will, läßt er mich die Freude erleben, daß an diesen Bäumen etwa sechs bis sieben meiner Feinde aufgehängt werden. Mit gerührtem Herzen werde ich ihnen vor ihrem Tode alle Unbill verzeihen, die sie mir im Leben zugefügt – ja man muß seinen Feinden verzeihen, aber nicht früher, als bis sie gehenkt werden.« (H. Heine, Gedanken und Einfälle)

Der Dichter bekennt sich zu seiner Mordlust gegen jene, die ihn gekränkt haben. Aber er nimmt die Tat nicht selbst in die Hand, er wünscht sich, dass ihm jemand die Henkersarbeit abnehmen möge.

In den modernen Taten hat sich die Kränkungswut, die Heine durch seinen überraschenden Kontrast von Bescheidenheit und Mordlust ausfaltet, zu einem Knäuel verdichtet. Massenmörder ist eine Karriere geworden. Die meisten Täter schaffen sich durch die Tat aus der physischen Welt, hoffen aber auf unsterblichen Ruhm. Diese Formen des Massenmords sind wie eine Seuche. Sie breitet sich aus. Wenn wir eine Kurve der Zahlen von Tätern und Opfern zeichnen könnten, sie würde steil ansteigen.

Wo die Suche nach den Wurzeln der Tat etwas tiefer geht, entdeckt sie den Zusammenprall von Selbstgefühlskrisen mit dem als erlösend und ruhmreich imaginierten Endpunkt des Massenmordes. Psychologisch gesehen, handelt es sich um die manische Abwehr einer drohenden Depression durch Rache an möglichst vielen, die sich nicht so mit der Realität quälen wie die Täter. Das vorherrschende Gefühl in der Konsumgesellschaft, das sich immer schlechter kanalisieren lässt, ist der Neid auf die Glücklichen. Sich kränken und gekränkt werden nehmen rapide zu, je intensiver uns die Bildschirme eine heile Welt voller schöner Menschen vorgaukeln, die attraktiv sind und attraktive Dinge tun.

In dieser Zeit wurde auch »Mobbing« in Schulklassen entdeckt, ein Begriff, den wir erst seit den Neunzigerjahren auf Menschen anwenden. Vorher sprach man so nur von Vögeln, die ein hinkendes oder räudiges Tier aus ihrer Mitte weghacken. Das Gesicht der Depression unter jungen Menschen hat sich verändert. Es wirkt inzwischen fast absurd, wenn in den Lehrbüchern der klinischen Psychologie noch steht, die gegen das eigene Ich gerichtete Aggression sei die wichtigste Dynamik in diesem seelischen Leiden. Inzwischen führt der Neid auf das Glück und die Beliebtheit der anderen zu mörderischem Hass. Die anderen, die glücklich sind, können das nur deshalb sein, weil sie ihr Glück den Neidern gestohlen haben. Also ist es nur gerecht, sich an ihnen zu rächen. Die Depression wird durch narzisstische Aggression, durch die Suche nach Sündenböcken, nach Opfern abgewehrt und quasi an diese abgetreten. Mobbingopfer in Schulklassen können sich beschämt und schuldig fühlen – oder sie denken an Rache.

Unsere Erfindungskraft hat Dinge gezeugt, welche seelische Reife blockieren und ganze Generationen verführbar machen für den schnellsten Weg aus allen Ängsten. Wer mithilfe von Dynamit der Eisenbahn den Weg frei sprengt und mithilfe von elektronischen Geräten Egoshooter-Spiele ins Kinderzimmer zaubert, denkt zuerst nicht an die Schattenseiten seiner Erfindungen. Aber inzwischen wird immer deutlicher, dass der Massenmord eine bedeutungsvolle Geste von Menschen ist, die keine andere Perspektive sehen, als durch ihre Tat zu sagen: »Eure Welt ist ohne Zukunft für mich, ich finde keinen Platz in ihr. Das macht mich so wütend, dass ich möglichst viele von euch töten will, ehe ich selbst draufgehe.«. In jeder suizidalen Fantasie Jugendlicher wird der Tod gleichzeitig gesucht und geleugnet: Es geht auch darum, anderen etwas zu zeigen, zu beweisen – und Ruhm zu erwerben, Aufmerksamkeit zu finden, durch den eigenen Tod unsterblich zu sein.

Sprengstoffe und automatische Waffen machen soziale Disziplin rückgängig. Sie wecken die Illusion einer aggressiven Allmacht, und der Mensch ist nicht gerüstet für die Möglichkeit, mit einer Fingerbewegung am Abzug einer Maschinenpistole über Leben und Tod zu herrschen.

Das immense Interesse der Medien für Tat und Täter macht die Sache besonders unheimlich. Aufmerksamkeit in dieser exzessiven Form wirkt auf die entsprechenden narzisstischen Störungen wie ein Magnet. In der Konsumgesellschaft sind Medienpräsenz und öffentliche Aufmerksamkeit ein Gut schlechthin, eine hochbegehrte Möglichkeit, etwas Besonderes zu sein und so dem Gefühl der Nicht-Zugehörigkeit und Bedeutungslosigkeit zu entrinnen.

Die Aufmerksamkeit, welche dem Selbstmörder zuteilwird, verleiht der Tat eine unheimliche Anziehungskraft. Davon wissen wir, seit sich nach der Lektüre von Goethes Roman über die Leiden des jungen Werther viele Nachahmer fanden, die sich wie die Romanfigur in einen blauen Frack mit gelben Stulpen kleideten und sich mit einer Pistole in den Kopf schossen – immerhin so häufig, dass das Buch nach seinem Erscheinen im Jahr 1774 in einigen europäischen Staaten verboten wurde.

Die Gefahr der tödlichen Imitation beim spektakulären Suizid ist inzwischen Allgemeingut im Nachrichtenjournalismus. Es gibt keinen Grund, davon auszugehen, dass die Nachahmungsbereitschaft bei Amoktätern geringer ist als bei den jugendlichen Selbstmördern, die von einer Brücke oder einem Hochhaus springen. Wenn sich ein Prominenter wie der Torwart Robert Enke vor einen Zug wirft, verdoppelt sich in den nächsten Monaten die Zahl der Selbstmorde auf Schienen (bei Enke von 30 auf 71).

Mit dieser Form der Ruhmsucht zu rechnen und sich auf Gegenmaßnahmen zu einigen, davon sind die Medien gegenwärtig noch sehr weit entfernt.

Tatsächlich beschäftigten sich ja die deutschen Massenmörder an Schülern und Lehrern intensiv mit ihren Vorgängern. Der Münchner Täter fuhr eigens ins schwäbische Winnenden, in dem 2009 ein Jugendlicher 15 Menschen erschossen hatte, und fotografierte dort.

Wenn wir die »Nachahmungstaten« weiterdenken, sehen wir eine Zahl von Menschen in einer singulären Stimmung durch ihr Leben gehen: An der Grenze zum Suizid zögern sie, diese zu überschreiten, und warten auf eine Beziehung, die sie rettet oder vernichtet. Von den Geretteten wissen wir nichts. Aber was ist mit den als »Nachahmer« sehr ungenau Beschriebenen? Es fällt schwer, sich vorzustellen, dass jemand aus einem nicht bereits todessehnsüchtigen Zustand den Schritt erst durch den Bericht über die Tat eines anderen vollzieht. Und doch ist gerade die soziale Komponente von zentraler Bedeutung, ob aus dem kalten Gedanken die heiße Tat wird – oder auch nicht.

Freud hat in *Trauer und Melancholie* den Gedanken entwickelt, dass diese aggressive Komponente unserer engsten Bindungen mit den Rätseln der unstillbaren, hoffnungslosen Trauer verbunden ist, die in der traditionellen Säftelehre bekanntlich »Melancholie« (»Schwarzgalligkeit«) genannt wurde. Bei diesen Kranken gerät das leidende Ich in den Schatten unbewusster Wut, ähnlich der Erde, die während einer Sonnenfinsternis in den Schatten des Mondes tritt.

Je ausgeprägter die frühen Verletzungen sind, desto mehr wachsen auch die Ansprüche an Sicherheit. Jetzt dominieren Angst und Wut das Gefühlsleben. Je mehr Entwicklung gewagt wird, desto bedrohlicher wird das Leben, wenn sich ein Ich dem Perfektionismus unterworfen hat. Daher brechen schwere narzisstische Störungen bevorzugt dann aus, wenn die lebensgeschichtliche Aufgabe den Abbau von Größenvorstellungen enthält.

In der Verbindung mit dem Gespenst des Schüleramoklaufs hat der Mobbing-Begriff neue Aktualität gewonnen. Die Täter, so heißt es, waren Mobbingopfer. Der junge Mann, der im Juli 2016 in München neun Menschen erschoss, wurde nach verschiedenen Berichten von Mitschülern schikaniert. Sie urinierten auf seine Kleider, misshandelten ihn, schminkten ihn als Mädchen, beschimpften ihn, nahmen ihm Sachen weg. Ähnliches gilt für andere Täter – Einzelgänger ohne befriedigende Beziehungen, deren depressive Verstimmung manchmal psychiatrisch behandelt wurde, ohne dass die Ärzte wirklich Zugang zur Wut hinter der Fassade fanden.

In der Verhaltensforschung war mit Mobbing, wie gesagt, die drohende, feindselige Reaktion von in Gruppen lebenden Tieren beschrieben worden. Krähen »mobben« die Eule oder die Katze, welche sich ihrer Nistkolonie nähert, indem sie krächzen und Drohangriffe fliegen. Hühner »mobben« das hinkende, das räudige Huhn.

Wer die Gefühlsmischungen untersucht, aus denen heraus menschliche Mobber handeln, findet die Tierbeobachtung durchaus triftig, obwohl die neuere Forschung sehr deutlich gezeigt hat, dass für menschliches Mobbing der soziale Kontext ausschlaggebend ist. Erfolgreiche und gut geführte Gruppen haben kaum je Probleme mit Mobbing; in überforderten und schlecht geführten Organisationen hingegen ist die Gefahr deutlich erhöht.

Der Mobbende mobbt sein Opfer meist, weil dieses seine Erwartungen nicht erfüllt und er selbst sich in einem Selbstgefühlsdefizit fühlt, das er nun nach außen verlegen kann. Es sind primitive Erwartungen, nicht unbedingt niveauvoller als die des Huhns, das den hinkenden Artgenossen hackt: Gemobbte »stören«, sie »passen nicht hierher«, sie »passen nicht zu uns«, sie sollen verschwinden, oder sie müssen erst passend gemacht werden. Dabei gibt es weder typische Täter noch typische Opfer, sondern vor allem eine entgleiste Dynamik in einer Gruppe oder Organisation. Der Gemobbte kann sich ebenso durch Begabung und Sensibilität von der Masse abheben wie durch soziales Ungeschick.

Wer mobbt, dem ist eine narzisstisch besetzte Erwartung nicht erfüllt worden, und er rächt sich an dem, den er damit verbindet. Ob ein Mensch befriedigende soziale Beziehungen aufbauen kann oder nicht, hängt von Regelkreisen ab. In der Begegnung mit einer Gruppe beleben sich frühe Erfahrungen.

So ist es von großer Bedeutung, ob das Kind sich in seinen frühen Beziehungen erwünscht und »interessant« gefühlt hat – es wird sich dann auch in der Schulklasse für die anderen Kinder interessieren und auf diese zugehen.

Wenn die frühen Beziehungen von Angst geprägt waren, wird ein Kind auch die Mitschüler fürchten, sich zurückziehen, Halt in der Anpassung an die Lehrer suchen, andere kritisieren oder verpetzen. Solche Gefühle von Kindern sind nicht zwingend von den Eltern bestimmt. Geschwister und Spielkameraden spielen eine ebenso wichtige Rolle.

Die Gefahr eines negativen sozialen Regelkreises wächst, je öfter er durchschritten wurde. Wer anderen ohne Charme, mit einer Mischung aus Angst und Aggression begegnet, kann sich nicht beliebt machen. Er findet wenig Schutz in der Gruppe. Alle Amoktäter, von denen wir wissen, waren sozial isolierte Jugendliche, die allenfalls über gemeinsame aggressive Fantasien Kontakt halten konnten.

Es hilft, sadistische Exzesse zu vermeiden, wenn Vätern und Müttern das Züchtigungsrecht genommen wird. Aber es wird ein neues Problem daraus, wenn Eltern mit diesem Verlust an physischer Autorität nicht umgehen können, wenn sie sich nur beraubt und nicht berufen fühlen, gewaltfrei zu erziehen. Dann droht die Gefahr, dass sie sich aus dem Erziehungsgeschäft komplett zurückziehen und ihre Söhne zu den pädagogischen Profis bringen, um sich notfalls darüber beschweren zu können, dass es auch diesen nicht gelingt, die Kinder zu »heilen«. Sowohl der Amokläufer von Winnenden wie der von München waren unter dem Etikett »Depression« in psychiatrischer Behandlung, weil sie mit den sozialen Forderungen in der Schule nicht zurechtkamen. Die Mutter eines der Täter im amerikanischen Columbine, in dem 13 Menschen von zwei jugendlichen Tätern 1999 ermordet wurden, hat jüngst ein Buch veröffentlicht, in dem sie schildert, wie verheerend der Rückzug jeder Autorität aus dem Kinderzimmer sein kann.[30]

In leeren familiären Räumen kann sich die Fähigkeit nicht entwickeln, Kränkungen zu verarbeiten, sie als Teil des Lebens zu nehmen, sich nach ihnen wieder zu versöhnen. Diese leeren Räume sind nicht die Folge des Züchtigungsverbotes; dieses ist eher ein Symptom dafür, dass die Gesellschaft sich mehr und mehr in diese Räume einmischt.

Teil II

DAS PERFEKTE IST
EIN MÄRCHEN

4
Der goldene Vogel

Um die Szenarien der manischen Abwehr und der Depression etwas aufzulockern, hier eine der Mutmachergeschichten der Brüder Grimm. Sie beleuchtet die Facetten der manischen Abwehr ebenso wie den Zusammenhang zwischen manischer Abwehr, Perfektionismus, Aggressionsverleugnung und Depression. Der jüngste Bruder ist gutherzig, aber er wäre ein halbes Dutzend Mal verloren, weil er *zu* gut ist, es perfekt machen will, gäbe es da nicht den Fuchs.

Der Fuchs benennt das Böse, wo er es sieht. Er lehrt die Sicherheit, die in der Toleranz für das Unvollkommene liegt. Beides fällt dem Helden schwer.

Das Märchen vom goldenen Vogel[31]

Es war vor Zeiten ein König, der hatte einen schönen Lustgarten hinter seinem Schloß, darin stand ein Baum, der goldene Äpfel trug. Als die Äpfel reiften, wurden sie gezählt, aber gleich den nächsten Morgen fehlte einer. Das ward dem König gemeldet, und er befahl, daß alle Nächte unter dem Baume Wache sollte gehalten werden. Der König hatte drei Söhne, davon schickte er den ältesten bei einbrechender Nacht in den Garten: Wie es aber Mitternacht war, konnte er sich des Schlafes nicht erwehren, und am nächsten Morgen fehlte wieder ein Apfel. In der folgenden Nacht mußte der zweite Sohn wachen, aber dem ergieng es nicht besser: Als es zwölf

Uhr geschlagen hatte, schlief er ein, und morgens fehlte ein
Apfel. Jetzt kam die Reihe zu wachen an den dritten Sohn,
der war auch bereit, aber der König traute ihm nicht viel zu
und meinte, er würde noch weniger ausrichten als seine Brüder: Endlich aber gestattete er es doch. Der Jüngling legte
sich also unter den Baum, wachte und ließ den Schlaf nicht
Herr werden. Als es zwölf schlug, so rauschte etwas durch die
Luft, und er sah im Mondschein einen Vogel daherfliegen,
dessen Gefieder ganz von Gold glänzte. Der Vogel ließ sich
auf dem Baume nieder und hatte eben einen Apfel abgepickt,
als der Jüngling einen Pfeil nach ihm abschoß. Der Vogel
entflog, aber der Pfeil hatte sein Gefieder getroffen, und eine
seiner goldenen Federn fiel herab. Der Jüngling hob sie auf,
brachte sie am andern Morgen dem König und erzählte ihm,
was er in der Nacht gesehen hatte. Der König versammelte
seinen Rath, und jedermann erklärte, eine Feder wie diese sei
mehr werth als das gesammte Königreich. »Ist die Feder so
kostbar«, erklärte der König, »so hilft mir auch die eine nichts,
sondern ich will und muß den ganzen Vogel haben.«

Der älteste Sohn machte sich auf den Weg, verließ sich auf
seine Klugheit und meinte den goldenen Vogel schon zu finden. Wie er eine Strecke gegangen war, sah er an dem Rande
eines Waldes einen Fuchs sitzen, legte seine Flinte an und
zielte auf ihn. Der Fuchs rief: »Schieß mich nicht, ich will dir
dafür einen guten Rath geben. Du bist auf dem Weg nach dem
goldenen Vogel und wirst heut Abend in ein Dorf kommen,
wo zwei Wirthshäuser einander gegenüberstehen. Eines ist hell
erleuchtet, und es geht darin lustig her: Da kehr aber nicht ein,
sondern geh ins andere, wenn es dich auch schlecht ansieht.«

»Wie kann mir wohl so ein albernes Thier einen vernünftigen
Rath ertheilen!«, dachte der Königssohn und drückte ab, aber
er verfehlte den Fuchs, der den Schwanz streckte und schnell
in den Wald lief. Darauf setzte er seinen Weg fort und kam
Abends in das Dorf, wo die beiden Wirthshäuser standen: In
dem einen ward gesungen und gesprungen, das andere hatte
ein armseliges betrübtes Ansehen. »Ich wäre wohl ein Narr«,
dachte er, »wenn ich in das lumpige Wirthshaus gienge und
das schöne liegen ließ.« Also gieng er in das lustige ein, lebte
da in Saus und Braus und vergaß den Vogel, seinen Vater und
alle guten Lehren.

Als eine Zeit verstrichen und der älteste Sohn immer und
immer nicht nach Haus gekommen war, so machte sich der
zweite auf den Weg und wollte den goldenen Vogel suchen.
Wie dem ältesten begegnete ihm der Fuchs und gab ihm
den guten Rath, den er nicht achtete. Er kam zu den beiden
Wirthshäusern, wo sein Bruder am Fenster des einen stand,
aus dem der Jubel erschallte, und ihn anrief. Er konnte nicht
widerstehen, gieng hinein und lebte nur seinen Lüsten.

Wiederum verstrich eine Zeit, da wollte der jüngste Königssohn ausziehen und sein Heil versuchen, der Vater aber
wollte es nicht zulassen. »Es ist vergeblich«, sprach er, »der
wird den goldenen Vogel noch weniger finden als seine Brüder, und wenn ihm ein Unglück zustößt, so weiß er sich nicht
zu helfen; es fehlt ihm am Besten.« Doch endlich, wie keine
Ruhe mehr da war, ließ er ihn ziehen. Vor dem Walde saß
wieder der Fuchs, bat um sein Leben und ertheilte den guten Rath. Der Jüngling war gutmüthig und sagte: »Sei ruhig,
Füchslein, ich thue dir nichts zu Leid.« »Es soll dich nicht

gereuen«, antwortete der Fuchs, »und damit du schneller fort-
kommst, so steig hinten auf meinen Schwanz.« Und kaum
hat er sich aufgesetzt, so fieng der Fuchs an zu laufen, und da
giengs über Stock und Stein, daß die Haare im Winde pfiffen.
Als sie zu dem Dorfe kamen, stieg der Jüngling ab, befolgte
den guten Rath und kehrte, ohne sich umzusehen, in das geringe Wirthshaus ein, wo er ruhig übernachtete. Am andern
Morgen, wie er auf das Feld kam, saß da schon der Fuchs und
sagte: »Ich will dir weiter sagen, was du zu thun hast. Geh du
immer geradeaus, endlich wirst du an ein Schloß kommen,
vor dem eine ganze Schar Soldaten liegt, aber kümmre dich
nicht darum, denn sie werden alle schlafen und schnarchen:
Geh mittendurch und geradewegs in das Schloß hinein, und
geh durch alle Stuben, zuletzt wirst du in eine Kammer kommen, wo ein goldener Vogel in einem hölzernen Käfig hängt.
Nebenan steht ein leerer Goldkäfig zum Prunk, aber hüte
dich, daß du den Vogel nicht aus seinem schlechten Käfig
herausnimmst und in den prächtigen thust, sonst möchte
es dir schlimm ergehen.« Nach diesen Worten streckte der
Fuchs wieder seinen Schwanz aus, und der Königssohn setzte
sich auf: Da giengs über Stock und Stein, daß die Haare im
Winde pfiffen. Als er bei dem Schloß angelangt war, fand er
alles so, wie der Fuchs gesagt hatte. Der Königssohn kam in
die Kammer, wo der goldene Vogel in einem hölzernen Käfig saß, und ein goldener stand daneben: Die drei goldenen
Äpfel aber lagen in der Stube umher. Da dachte er, es wäre
lächerlich, wenn er den schönen Vogel in dem gemeinen und
häßlichen Käfig lassen wollte, öffnete die Thüre, packte ihn
und setzte ihn in den goldenen. In dem Augenblick aber that

der Vogel einen durchdringenden Schrei. Die Soldaten erwachten, stürzten herein und führten ihn ins Gefängnis. Den andern Morgen wurde er vor ein Gericht gestellt und, da er alles bekannte, zum Tode verurtheilt. Doch sagte der König, er wollte ihm unter einer Bedingung das Leben schenken, wenn er ihm nämlich das goldene Pferd brächte, welches noch schneller liefe als der Wind, und dann sollte er obendrein zur Belohnung den goldenen Vogel erhalten.

Der Königssohn machte sich auf den Weg, seufzte aber und war traurig, denn wo sollte er das goldene Pferd finden? Da sah er auf einmal seinen alten Freund, den Fuchs, an dem Wege sitzen. »Siehst du«, sprach der Fuchs, »so ist es gekommen, weil du nicht auf mich gehört hast. Doch sei gutes Muthes, ich will mich deiner annehmen und dir sagen, wie du zu dem goldenen Pferd gelangst. Du mußt geraden Weges fortgehen, so wirst du zu einem Schloß kommen, wo das Pferd im Stalle steht. Vor dem Stall werden die Stallknechte liegen, aber sie werden schlafen und schnarchen, und du kannst geruhig das goldene Pferd herausführen. Aber eins mußt du beachten, leg ihm den schlechten Sattel von Holz und Leder auf und ja nicht den goldenen, der dabeihängt, sonst wird es dir schlimm ergehen.« Dann streckte der Fuchs seinen Schwanz aus, der Königssohn setzte sich auf, und es gieng fort über Stock und Stein, daß die Haare im Winde pfiffen. Alles traf so ein, wie der Fuchs gesagt hatte, er kam in den Stall, wo das goldene Pferd stand: Als er ihm aber den schlechten Sattel auflegen wollte, so dachte er »Ein so schönes Thier wird verschändet, wenn ich ihm nicht den guten Sattel auflege, der ihm gebührt.« Kaum aber berührte der goldene Sattel das Pferd, so fieng es an, laut zu wiehern. Die Stallknechte erwachten, ergriffen den Jüngling und warfen ihn ins Gefängnis. Am andern Morgen wurde er vom Gerichte zum Tode verurtheilt, doch versprach der König, ihm das Leben zu schenken und dazu das goldene Pferd, wenn er die schöne Königstochter vom goldenen Schlosse herbeischaffen könnte.

Mit schwerem Herzen machte sich der Jüngling auf den Weg, doch zu seinem Glücke fand er bald den treuen Fuchs. »Ich sollte dich nur deinem Unglück überlassen«, sagte der Fuchs, »aber ich habe Mitleid mit dir und will dir noch einmal aus deiner Noth helfen. Dein Weg führt dich gerade zu dem goldenen Schlosse: Abends wirst du anlangen, und Nachts, wenn alles still ist, dann geht die schöne Königstochter ins Badehaus, um da zu baden. Und wenn sie hineingeht, so spring auf sie zu und gib ihr einen Kuß, dann folgt sie dir, und du kannst sie mit dir fortführen: Nur dulde nicht, daß sie vorher von ihren Eltern Abschied nimmt, sonst kann es dir schlimm ergehen.« Dann streckte der Fuchs seinen Schwanz, der Königssohn setzte sich auf, und so gieng es über Stock und Stein, daß die Haare im Winde pfiffen. Als er beim goldenen Schloß ankam, war es so, wie der Fuchs gesagt hatte. Er wartete bis um Mitternacht, als alles in tiefem Schlaf lag und die schöne Jungfrau ins Badehaus gieng, da sprang er hervor und gab ihr einen Kuß. Sie sagte, sie wolle gerne mit ihm gehen, bat ihn aber flehentlich und mit Thränen, er möchte ihr erlauben, vorher von ihren Eltern Abschied zu nehmen. Er widerstand anfänglich ihren Bitten, als sie aber immer mehr weinte und ihm zu Füßen fiel, so gab er endlich nach. Kaum aber war die Jungfrau zu dem Bette ihres Vaters getreten, so wachte er und alle anderen, die im Schloß waren, auf, und der Jüngling ward festgehalten und ins Gefängnis gesetzt.

Am andern Morgen sprach der König zu ihm: »Dein Leben ist verwirkt, und du kannst bloß Gnade finden, wenn du den Berg abträgst, der vor meinen Fenstern liegt und über welchen ich nicht hinaussehen kann, und das mußt du binnen acht Tagen zustande bringen. Gelingt dir das, so sollst du meine Tochter zur Belohnung haben.« Der Königssohn fieng an, grub und schaufelte, ohne abzulassen, als er aber nach sieben Tagen sah, wie wenig er ausgerichtet hatte und daß all seine Arbeit so gut wie nichts war, so fiel er in große Traurigkeit und gab alle Hoffnung auf. Am Abend des siebenten Tags aber erschien der Fuchs und sagte: »Du verdienst nicht, daß ich mich deiner annehme, aber geh nur hin und lege dich schlafen, ich will die Arbeit für dich thun.« Am andern Morgen, als er erwachte und zum Fenster hinaussah, so war der Berg verschwunden. Der Jüngling eilte voll Freude zum König und meldete ihm, daß die Bedingung erfüllt sei, und der König mochte wollen oder nicht, er mußte Wort halten und ihm seine Tochter geben.

Nun zogen die beiden zusammen fort, und es währte nicht lange, so kam der treue Fuchs zu ihnen. »Das Beste hast du zwar«, sagte er, »aber zu der Jungfrau aus dem goldenen Schloß gehört auch das goldene Pferd.« »Wie soll ich das bekommen?«, fragte der Jüngling. »Das will ich dir sagen«, antwortete der Fuchs, »zuerst bring dem Könige, der dich nach dem goldenen Schlosse geschickt hat, die schöne Jungfrau. Da wird unerhörte Freude sein, sie werden dir das goldene Pferd gerne geben und werden es dir vorführen. Setz dich alsbald auf und reiche allen zum Abschied die Hand herab, zuletzt der schönen Jungfrau, und wenn du sie gefaßt hast, so zieh sie mit einem Schwung hinauf, und jage davon: Und niemand ist im Stande, dich einzuholen, denn das Pferd läuft schneller als der Wind.«

Alles wurde glücklich vollbracht, und der Königssohn führte die schöne Jungfrau auf dem goldenen Pferde fort. Der Fuchs blieb nicht zurück und sprach zu dem Jüngling: »Jetzt will ich dir auch zu dem goldenen Vogel verhelfen. Wenn du nahe bei dem Schlosse bist, wo sich der Vogel befindet, so laß die Jungfrau absitzen, und ich will sie in meine Obhut nehmen. Dann reit mit dem goldenen Pferd in den Schloßhof: Bei dem Anblick wird große Freude sein, und sie werden dir den goldenen Vogel herausbringen. Wie du den Käfig in der Hand hast, so jage zu uns zurück, und hole dir die Jungfrau wieder ab.« Als der Anschlag geglückt war und der Königssohn mit seinen Schätzen heimreiten wollte, so sagte der Fuchs: »Nun sollst du mich für meinen Beistand belohnen.« »Was verlangst du dafür?«, fragte der Jüngling. »Wenn wir dort in den Wald kommen, so schieß mich todt, und hau mir Kopf und Pfoten ab.« »Das wäre eine schöne Dankbarkeit«, sagte der Königssohn, »das kann ich dir unmöglich gewähren.« Sprach der Fuchs: »Wenn du es nicht thun willst, so muß ich dich verlassen; ehe ich aber fortgehe, will ich dir noch einen guten Rath geben. Vor zwei Stücken hüte dich, kauf kein Galgenfleisch, und setze dich an keinen Brunnenrand.« Damit lief er in den Wald.

Der Jüngling dachte: »Das ist ein wunderliches Thier, das seltsame Grillen hat. Wer wird Galgenfleisch kaufen! Und

117

die Lust, mich an einen Brunnenrand zu setzen, ist mir noch niemals gekommen.« Er ritt mit der schönen Jungfrau weiter, und sein Weg führte ihn wieder durch das Dorf, in welchem seine beiden Brüder geblieben waren. Da war großer Auflauf und Lärmen, und als er fragte, was da vor wäre, hieß es, es sollten zwei Leute aufgehängt werden. Als er näher hinzukam, sah er, daß es seine Brüder waren, die allerhand schlimme Streiche verübt und all ihr Gut verthan hatten. Er fragte, ob sie nicht könnten frei gemacht werden. »Wenn ihr für sie bezahlen wollt«, antworteten die Leute, »aber was wollt ihr an die schlechten Menschen euer Geld hängen und sie loskaufen.« Er besann sich aber nicht, zahlte für sie, und als sie frei gegeben waren, so setzten sie die Reise gemeinschaftlich fort.

Sie kamen in den Wald, wo ihnen der Fuchs zuerst begegnet war, und da es darin kühl und lieblich war und die Sonne heiß brannte, so sagten die beiden Brüder: »Laßt uns hier an dem Brunnen ein wenig ausruhen, essen und trinken.« Er willigte ein, und während des Gesprächs vergaß er sich, setzte sich an den Brunnenrand und versah sich nichts Arges. Aber die beiden Brüder warfen ihn rückwärts in den Brunnen, nahmen die Jungfrau, das Pferd und den Vogel und zogen heim zu ihrem Vater. »Da bringen wir nicht bloß den goldenen Vogel«, sagten sie, »wir haben auch das goldene Pferd und die Jungfrau von dem goldenen Schlosse erbeutet.« Da war große Freude, aber das Pferd, das fraß nicht, der Vogel, der pfiff nicht, und die Jungfrau, die saß und weinte.

Der jüngste Bruder war aber nicht umgekommen. Der Brunnen war zum Glück trocken, und er fiel auf weiches

Moos, ohne Schaden zu nehmen, konnte aber nicht wieder heraus. Auch in dieser Noth verließ ihn der treue Fuchs nicht, kam zu ihm herabgesprungen und schalt ihn, daß er seinen Rath vergessen hätte. »Ich kanns aber doch nicht lassen«, sagte er, »ich will dir wieder an das Tageslicht helfen.« Er sagte ihm, er solle seinen Schwanz anpacken und sich fest daran halten, und zog ihn dann in die Höhe. »Noch bist du nicht aus aller Gefahr«, sagte der Fuchs, »deine Brüder waren deines Todes nicht gewiß und haben den Wald mit Wächtern umstellt, die sollen dich tödten, wenn du dich sehen ließest.« Da saß ein armer Mann am Weg, mit dem vertauschte der Jüngling die Kleider und gelangte auf diese Weise an des Königs Hof. Niemand erkannte ihn, aber der Vogel fieng an zu pfeifen, das Pferd fieng an zu fressen, und die schöne Jungfrau hörte zu weinen auf. Der König fragte verwundert: »Was hat das zu bedeuten?« Da sprach die Jungfrau: »Ich weiß es nicht, aber ich war so traurig, und nun bin ich so fröhlich. Es ist mir, als wäre mein rechter Bräutigam gekommen.« Sie erzählte ihm alles, was geschehen war, obgleich die andern Brüder ihr den Tod angedroht hatten, wenn sie etwas verrathen würde. Der König hieß alle Leute vor sich bringen, die in seinem Schloß waren, da kam auch der Jüngling als ein armer Mann in seinen Lumpenkleidern, aber die Jungfrau erkannte ihn gleich und fiel ihm um den Hals. Die gottlosen Brüder wurden ergriffen und hingerichtet, er aber ward mit der schönen Jungfrau vermählt und zum Erben des Königs bestimmt.

Aber wie ist es dem armen Fuchs ergangen? Lange danach gieng der Königssohn einmal wieder in den Wald, da begegnete ihm der Fuchs und sagte: »Du hast nun alles, was du dir wünschen kannst, aber mit meinem Unglück will es kein Ende nehmen, und es steht doch in deiner Macht, mich zu erlösen«, und abermals bat er flehentlich, er möchte ihn todtschießen und ihm Kopf und Pfoten abhauen. Also that ers, und kaum war es geschehen, so verwandelte sich der Fuchs in einen Menschen und war niemand anders, als der Bruder der schönen Königstochter, der endlich von dem Zauber, der auf ihm lag, erlöst war. Und nun fehlte nichts mehr zu ihrem Glück, solange sie lebten.

Die Geschichte vom goldenen Vogel hat viele Aspekte – sie ist eine Dummlingsgeschichte, eine Geschichte vom hilfreichen Tier, vom Scheideweg (das große, helle und das ärmliche Wirtshaus), von der Bereitschaft, sich an die Konvention zu binden und sie zu transzendieren. Vor allem aber ist sie eine Geschichte vom Perfektionismus.

Es ist eine der häufigeren Szenen in unserem sozialen Leben, dass uns gesagt wird, wir sollten nicht perfektionistisch sein, nicht in schwarz und weiß denken, nicht glauben, dass es den oder die Richtige für das Liebesglück gibt. Wer sich ein wenig mit Psychologie beschäftigt hat, erinnert die Mutter, die sich schuldbewusst den Kopf zergrübelt, weil ihr Kind nicht glücklich genug ist, dass es die perfekte Mutter gar nicht gibt! Die Mutter muss *gut genug* sein, das ist es. Das reicht nicht nur notdürftig, sondern das ist *besser* als die perfekte Mutter … Und die Mutter? Fühlt sie sich jetzt besser? Oder denkt sie für sich: *Ach, wenn ich nur wüsste, wie viel gut genug ist? Wer da nicht selber drinsteckt, der hat leicht reden.*

Irgendwann fällt uns dann das Perfektionismusparadox auf: »Jetzt habe ich es immer noch nicht geschafft, den Perfektionismus *vollkommen* zu überwinden!«

Zwei Chirurgen operieren jeweils einen Kranken mit entzündetem Blinddarm. Der eine wird gesund, der andere stirbt – und doch war die Operationstechnik bei dem Verstorbenen makellos, während der Arzt des Überlebenden seine Nähte krumm gesetzt hat. Noch eine Variante des Beispiels: Der Kranke will, dass sein Blinddarm beim besten Chirurgen Deutschlands operiert wird. Er recherchiert und findet den Spezialisten in einer entfernten Universitätsstadt. Er bekommt auch glücklich einen Privattermin, es ist ziemlich teuer, die Operation läuft gut und heilt komplikationslos.

Die Mehrleistung, die der perfektionistische Kranke vom besten Chirurgen erwartet, ist Glaubenssache. Jeder ordentliche Facharzt hätte ein ebenso gutes Ergebnis erzielt; auch der »Beste« kann nicht vor Komplikationen schützen, die mit der Sorgfalt des Chirurgen nichts zu tun haben. Was heilt, ist gelungen. Es geht nicht besser. Es geht nur schlechter.

An solchen Beispielen wird der Zusammenhang von Perfektionismus und manischer Abwehr deutlich. Die im Perfektionismus wurzelnden Ängste richten sich nicht auf das Überleben, wo sie höchst sinnvoll wären. *Sie richten sich auf die perfekte Geltung.* Es geht einfach nicht, es wäre unerträglich, es ist nicht auszuhalten, wenn nicht der goldene Vogel auch seinen goldenen Käfig hat, das goldene Pferd den goldenen Sattel.

Perfektionismus ist überall dort von Übel, wo die Illusion geschaffen wird, wir könnten das Leben kontrollieren, wir könnten es uns unterwerfen, statt uns ihm zu fügen, wie es der lateinische Spruch sagt: *Medicus curat, natura sanat.* Der Arzt kuriert, die Natur heilt.

In unserem emotionalen und sozialen Leben können wir niemals die Vollkommenheit erreichen, die in materiellen Dingen möglich ist. Der goldene Vogel im goldenen Käfig »passt«; insofern müssen wir es dem Helden nicht übel nehmen, dass er die ästhetisch bessere Lösung anstrebt. Aber dem vertrauten Lebensretter und Ratgeber Schmerz zuzufügen, auch wenn er es rät – das »passt« erst einmal nicht.

Ähnlich ist es in der Erziehung ebenso passend, ein Kind zu beschützen, wie es den eigenen Weg gehen zu lassen; wir können das nicht von Anfang an gut und richtig machen, aber es ist doch möglich, einen Prozess zuzulassen, in dem beide Aspekte sich ausgleichen und eine Entwicklung gefördert wird. Auch die oft geforderte Unterscheidung der Dinge, die ich ändern kann, von jenen, die ich ertragen muss, lässt sich nicht perfekt treffen.

5
Der Schritt vom Hunger
zur Angst

In einem ersten Versuch, das unsere Evolution prägende Leben der Jäger und Sammler von den Veränderungen durch die Zivilisation zu unterscheiden, habe ich Hunger- und Angstkulturen unterschieden.[32] Die altsteinzeitliche Kultur ist davon geprägt, dass Menschen hungrig aufwachen, Nahrung suchen und sich in deren gemeinsamem Verzehr entspannen. Diese Struktur verbindet äußere und innere Wirklichkeit. Sie schützt vor seelischen Belastungen, die auftreten, wenn über ausgedehnte Zeiträume *allein die innere Realität das Erleben prägt.*

Wir können nicht freiwillig in diese Lebensform des Hungers zurückkehren, aber es ist nützlich, sich zu vergegenwärtigen, dass unsere körperliche Struktur ebenso wie die meisten Bedürfnisse und Emotionen auf sie zugeschnitten sind.

Morgens ist wenig Essbares im Lager. Die Babys werden gestillt, die Erwachsenen nehmen einen Schluck Wasser und nagen vielleicht an einem Knochen vom Vortag oder knacken einige Nüsse, die liegen geblieben sind. Dann brechen sie auf, meist in kleinen Gruppen, in verschiedene Richtungen. Zurück im Lager bleiben Kranke, Behinderte, Hochschwangere, stillende Mütter, vielleicht auch ein besonders geschickter Jäger, der einem Freund versprochen hat, ihm einen Bogen oder ein Blasrohr zu basteln.

Sammlerinnen und Sammler in den Tropen und Subtropen finden eigentlich immer etwas. Das meiste wird an Ort und Stelle verzehrt, der Rest dann in Körben oder Taschen zum Lagerplatz getragen und verteilt. Jäger sind mehr auf Geschick und Glück angewiesen; dafür sind die Freude und das Ansehen auch größer, wenn sie mit respektabler Beute zurückkehren.

Unter solchen Lebensumständen ist die Innenwelt stabil. Unsicherheit entsteht in der Begegnung mit der Außenwelt. Auch wenn wir uns vorstellen, dass es Eifersucht unter Sammlern gibt und Konkurrenz unter Jägern, ist doch allen Menschen der Hunger-Sättigungs-Zyklus vertraut und wird zum Modell für den Umgang mit Affekten schlechthin. Hunger erschafft eine *zyklische* Welt im Gegensatz zu einer *linearen*, in der ein bestimmter Zustand immer aufrechterhalten wird.

Dieser lineare Zustand lässt sich mit kulturellen Errungenschaften der Neusteinzeit verknüpfen, mit Besitzdenken, Vorratshaltung, Städtebau und, dies ist besonders dramatisch, mit »heiligen Schriften«, geistigen Dingen, die sich – Fluch und Segen zugleich – nicht mehr periodisch auflösen.

Der kulturelle Fortschritt führte dazu, dass Menschen schrittweise etwas entwickelten, was sich in seiner Funktion mit dem Panzer der Insekten oder der Schale der Muscheln vergleichen lässt. In der neolithischen Revolution begann *Homo sapiens*, eine Hülle um sich aufzubauen, die eine Grenze zum Busch, zur Wildnis enthielt. Der wilde Mann lebt auch im Märchen (oder in Tolkiens Trilogie) noch im Wald und schießt mit vergifteten Pfeilen, aber der neolithische Mensch baut Dörfer und Städte inmitten wohlbestellter Felder.

Damit ändert sich die Struktur der Ängste. Es geht nicht

mehr darum, ob ich auf meinem Weg durch die Wildnis genug finde, um zu überleben, sondern ob es mir gelingt, das schützende Gehäuse um mich nicht zu verlieren. Die wichtigsten Themen der frühen Dichtung – etwa bei Homer – sind die Zerstörung einer ummauerten Stadt (Ilias) und die Sehnsucht nach der vertrauten Heimat (Odyssee). Der Angstpfeil des steinzeitlichen Jägers richtet sich nur nach vorne, wohin ihn der Hunger führt. Der Angstpfeil des Hirten, Bauern, Städters muss sich nach allen Seiten richten, denn er hat viel zu verlieren, er muss die Mauern höher bauen, um hinter ihnen sicher zu sein, und die Grenzen bewachen.

Der Jäger fürchtet den Mangel nicht anders als der Hirte und der Pflanzer. Der Jäger kann zwar das Verhalten und die Wanderungen seiner Beute voraussehen, wie das die Büffel- und Rentierjäger über Jahrhunderte entwickelt haben. Aber er kann nichts tun, um diese Züge zu gestalten. Er fügt sich der Natur, er verändert sie nicht.

Sobald aber die Herde sein Eigentum ist, verändert sich buchstäblich alles. In den von Besitz geprägten Kulturen organisiert sich die Affektwelt neu, und es entstehen Symbole, welche den Affekten von Kindheit an neue Aufgaben zuweisen: »Kulturtechniken«, Mauern, Tempel mit Inschriften, Geschichte, die nicht mehr von der Formbarkeit des Mythos geprägt ist, sondern aufgezeichnet wird. Wenn das Vieh mir gehört, muss ich es zählen können, muss meine Tiere markieren, um sie von denen des Nachbarn zu unterscheiden. So entstehen Zeichen, am Ende die Schrift.

Moderne Menschen suchen *Sinn* in ihrem Leben und fürchten sich, ihn nicht zu finden, ein Gedanke, der den Jägern und Sammlerinnen reichlich absurd vorkommen würde. Die Modernen wollen *gut* sein, nicht nur satt, sie wollen eine gute Beziehung haben und möglichst viel positive Aufmerksamkeit. Je mehr sich die Kultur ausdifferenziert, desto mehr Möglichkeiten entstehen, sich mit anderen zu vergleichen, mit ihnen zu konkurrieren, in dieser Konkurrenz zu gewinnen oder zu verlieren. Wachsende Unersättlichkeit der Sinn- und Geltungssuche sprengt den überschaubaren Zyklus von Hunger und Sättigung. Damit ordnen sich die Bedürfnisse neu, sie verlieren ihr bisheriges Zentrum, ein entspannter Zustand ist schwerer zu finden.

Wer heute in ein Entwicklungsland reist, wundert sich oft über die Fröhlichkeit der Menschen dort. In materieller Not und größter Unsicherheit, wie sie in den nächsten Tagen das Lebensnotwendige herbeischaffen sollen, nutzen sie doch jede Gelegenheit, einen Scherz zu machen oder zu lachen. Der erste historische Bericht über dieses Phänomen stammt von Pater Le Jeune, einem Jesuiten, der bei indianischen Jägern missionierte und 1634 darüber berichtete.

Der Sohn einer wohlversorgten Europäerin begriff nicht, wie die Indianer so fröhlich sein konnten, wenn am Morgen nichts Essbares in ihrem Lager war. Er hatte inzwischen erfahren, wie unsicher das Geschäft der Jagd auch für den geschicktesten Jäger ist. Aber diese Primitiven lachten und scherzten und taten so, »als sei ihr Wild in einem Stall eingeschlossen«, wie der fromme Pater schrieb, dessen Sicherheitsbedürfnisse von einer agrarischen Kultur geprägt worden waren.

Die Indianer belehrten ihn: Sie wüssten sehr wohl, dass sie einige Tage Hunger leiden könnten, aber wer den Gram darüber in sein Herz einkehren lasse, der werde erkranken. Er solle nicht niedergeschlagen sein, denn wenn der Schnee komme (und die Spuren leicht lesbar würden), dann gäbe es wieder reichlich zu essen.

Wenn es aber den Hirten gelüstet, Fleisch zu essen, darf er nicht einfach das nächstbeste Tier erschlagen; ebenso wenig darf der Bauer sein Saatgut verzehren. Ein Teil der Person, der mit Einsicht und Vorausschau verknüpft ist, beobachtet und kontrolliert einen anderen, in dem der Hunger wurzelt.

Der Bauer muss Abstand zu seinem Hunger finden und darin etwas lernen, was Jäger und Sammler überhaupt nicht können müssen, weil es ihnen die Natur abnimmt: sich beherrschen, wenn das Begehren groß ist und keine unmittelbare Gefahr droht.[33]

Der Jäger, der am Morgen erwacht, hat nicht Angst zu verhungern, sondern er hat Hunger. Der Bauer hingegen hat keinen Hunger, denn sein Kornspeicher ist voll – aber er hat Angst, dass etwas geschehen könnte, was ihm den Kornspeicher leert oder der nächsten Füllung im Weg steht. So plakativ ist es in der Realität nicht immer, aber das Prinzip ist erkennbar.

Machen wir nun jedoch einen großen Sprung in die heutige Welt, in die heutige Praxis eines Therapeuten. Da beenden im Morgengrauen den Schlaf des Universitätsprofessors nicht Ängste des Jägers vor dem Rachen des Bären, sondern depressiv getönte Sorgen, die im Perfektionismus wurzeln.

Hat er im Fakultätsrat seine Meinung nachdrücklich genug vertreten? Wenn nicht, dann werden seinem Lehrstuhl die Mittel gekürzt, und wie steht er dann da? War die Note für die Promotion von F. zu gut, wird er sich den Ruf einhandeln, es nicht genau zu nehmen? War er in der letzten Plagiatsgeschichte zu streng, wird er sich mit einer Beschwerde, gar einem Prozess herumschlagen müssen? Warum wird sein letztes Buch so wenig rezensiert? Nehmen ihn die Kollegen nicht mehr ernst? Man kann doch nicht einfach nur eine Inhaltsangabe ausschreiben und das eine geistige Auseinandersetzung nennen! Kollege B. ist neulich eindeutig zur Schule von C. übergelaufen, wo er doch lange Jahre die gemeinsame Richtung unterstützt hat oder das, was er für gemeinsam hielt, wie kann man sich da derart irren? Soll er versuchen, ihn umzustimmen? Oder ihm einen Schuss vor den Bug setzen, einen seiner Doktoranden dazu bringen, die schludrigen Texte von B. in Grund und Boden zu rezensieren? Und wenn sich B. dann rächt? Vielleicht ist es besser, gar nichts zu tun. Apropos gar nichts tun: Die Frau, die da neben ihm schnarcht – es fühlt sich so an, als hätte sie jedes Interesse an ihm verloren, hätte mit dem Sexualleben abgeschlossen, wenn er nicht die Initiative ergreift, passiert nichts. Dabei könnte man doch einen neuen Anfang machen, jetzt, nachdem die Kinder aus dem Haus sind. Früher war es auch leichter, sich mit der einen oder anderen jungen Kollegin auf ein Kongresswochenende zu verabreden. Soll das alles gewesen sein, was das Leben noch bietet? Die Hüfte schmerzt, auch jetzt, nach ein paar Stunden Schlaf, er will doch nicht seine Zeit in der Praxis eines dieser Orthopäden vergeuden! Dabei müsste er dringend mehr Sport machen, um den Blutdruck in den Griff zu kriegen. Und eine Darmspiegelung wäre auch nötig, daran erinnert ihn seine Frau, als ob es nichts Wichtigeres gäbe!

Die Ängste des Professors verlangen nach einer Lösung, die der Aufgabe gleichkommt, den Kuchen zu essen und zu behalten. Wie kann ich gerecht sein und beliebt bleiben? Wie kann ich ein bequemes Leben führen und doch meine Gesundheit erhalten? Wie kann ich mich an Menschen rächen, ohne dass diese mir gefährlich werden?

Die entsprechenden Ängste lassen sich noch etwas genauer fassen: Sie betreffen *falsche Entscheidungen*, die das Selbstgefühl gefährden könnten. Sie wachsen aus der verinnerlichten Aggression, gegen Regel oder Richtlinie verstoßen zu haben und daher des sicheren Ortes als anerkanntes Mitglied der Gruppe beraubt zu werden. Die Fantasien, diesen sicheren Ort zu verlieren, sind sehr viel reichhaltiger, vielgestaltiger und strenger als die Wirklichkeit. Wenn ich zehn Sünden begehe und verheimliche, entdeckt meine Umwelt vielleicht eine und straft mich für sie. Ich aber weiß um alle und ängstige mich entsprechend, denn wer sich eine Strafe ausmalt, denkt eher an eine große, gefährliche als an eine kleine und harmlose.

Wer von der Hand in den Mund lebt, hat es leichter, Augenblicke zu genießen. Sobald es eine Strategie des *richtigen* Lebens gibt, wird es auch schwierig, die Angst loszulassen. Und der Perfektionismus bekommt leichtes Spiel. In der Welt des Hungers essen wir, wenn wir hungrig sind, und schlafen, wenn wir müde sind. In der Welt der Angst müssen wir erst einmal um uns und in uns Ordnung schaffen, eine möglichst perfekte Ordnung. Dann gibt es – vielleicht – etwas zu essen, dann dürfen wir ausruhen; es kann aber auch sein, dass in uns etwas stärker geworden ist als die kreatürlichen

Bedürfnisse und Entspannungen. Solange wir funktionieren, loben wir diese Haltung als Disziplin und Tüchtigkeit. Wenn sie aber zusammenbricht, wenn uns das Essen nicht mehr schmeckt und uns der Schlaf im Stich lässt, sprechen wir von Depression.

Es gibt kein Zurück in die Welt der Jäger und Sammler. Aber es kann ein Vorwärts in eine Welt geben, in der Menschen das Wichtige teilen und nicht um Luxusgüter konkurrieren. Verlustängste und Depressionsgefahren wachsen mit dem Verschwendungskonsum und den Wachstumszwängen einer Wirtschaftsordnung, die nicht dem allgemeinen Nutzen dient. Geiz ist nicht geil, und Medikamente sind keine Lösung, wenn Menschen unglücklich sind. Es geht um die Fähigkeit, die wirklich wichtigen Dinge zu erkennen und zu schützen: die Beziehungen zu anderen Menschen. Das kann uns keine Gehirnmythologie ersparen.

6
Die Bühne des Gehirns

Jüngst war ich auf die Tagung einer Akademie an einem schönen bayerischen See eingeladen; es ging um »Das Böse«, interdisziplinär gesehen. Die Vortragenden waren Theologen, der Leiter einer Mordkommission, Literaturwissenschaftler, ein Psychoanalytiker und zwei Redner, die sich intensiv auf die Gehirnforschung bezogen: eine Professorin, von Haus aus Sozialwissenschaftlerin, aus der psychiatrischen Klinik einer Universität und eine Theologin, die nach einer Zusatzausbildung in Traumatherapie Polizisten nach Schusswaffengebrauch betreut.

Das Thema der Professorin war die männliche Gewaltbereitschaft, das Thema der Theologin die Belastung von Opfern eines traumatischen Geschehens. In beiden Vorträgen dominierte eine Redeweise, die sich auf »das Gehirn« oder »unser Gehirn« bezog, das sozusagen mit uns etwas macht. Die Professorin sagte beispielsweise: »Jetzt schauen wir in das Gehirn!« Daraufhin erschien in den von beiden Rednerinnen verwendeten PowerPoint-Präsentationen ein Bild des Gehirns, in dem bestimmte Bereich markiert waren. Und dann war alles ganz objektiv. Diese Bereiche seien bei Männern aktiver. Das belege, ebenso wie die Statistik, dass Männer gewaltbereiter seien. Dann wurden Röntgenbilder von Gehirnen serviert, die aus einer Haftanstalt stammten. Sie zeigten, dass (männliche) Gewalttäter weniger Masse im Stirnhirn haben als Normale.

Die Sozialwissenschaftlerin gestaltete ihre Blicke in das gewaltbereite männliche Gehirn sprachlich eher asketisch. Sie vermerkte mit roten Punkten, wo überall das männliche Böse wie Kunstdünger auf den nervösen Zellwuchs zu wirken pflegte. Sie listete andere Gründe für das männliche Böse neben dem Gehirn auf: streitende Eltern, Computerspiele, aggressive Jugendgangs, Männerüberschuss, kein Berufsabschluss und anderes mehr. Aber all diese Einflüsse, sagte sie, konzentrieren sich am Ende doch in den entsprechenden Zentren des Gehirns.

Die Traumatherapeutin hingegen hatte es eher mit der Bildhaftigkeit. Sie träufelte wie aus der Gießkanne Gehirnmetaphern über die gebeugten Köpfe. Sie sprach von der Amygdala, dem für Angst und Wut zuständigen Mandelkern, so genannt, weil er aussieht wie eine Mandel, gegenwärtig bei den Anwesenden, so hoffe sie, in der Hängematte liegend, untätig, da es hier in den schönen Räumen der Evangelischen Akademie nichts zu fürchten und zu wüten gebe.

Anders sei das, wenn ein Trauma drohe. Das Gehirn sei wie eine Anrufzentrale. Normalerweise hätte die Frau am Telefon Zeit, sich zu überlegen, wie sie reagieren solle, was zu tun sei. Sie würde erst einmal den Hippocampus fragen, in dem alle Erinnerungen und Dienstanweisungen liegen, und dann die entsprechenden Vorschläge weiterreichen.

Wenn es aber schnell gehen müsse, und das sei eben der Fall, wenn man in den Lauf einer Pistole blicke oder der Vergewaltiger zupacke, dann könne die Amygdala nur noch schreien: Dalli, dalli! Das sei, als schlage ein Blitz in das Gehirn ein. Das Großhirn werde dann abgehängt. Im Power-

Point erscheint dieser Blitz. Er durchschneidet das bisher so ordentliche Organigramm der zerebralen Zentren. Von diesem Blitz verwirrt, kann der Hippocampus die Erinnerungen an die traumatische Situation nicht ordentlich speichern.

Die Traumatherapeutin hat ein Puzzle mitgebracht. Sie hält es vor dem Publikum hoch, ein wenig schräg, damit nichts verrutscht. So ein Bild, wie es hier zusammengefügt ist, entspricht den normalen Erinnerungen im Hippocampus, erklärt sie. Während die Hörer noch überlegen, warum Pappe und nicht PowerPoint, schlägt die Traumatherapeutin von hinten auf die Pappe. Es knallt, die Puzzleteile purzeln auf den Boden. *So ist es mit den Erinnerungen an das Trauma,* sagt sie. Es gibt sie, aber sie liegen in Fragmenten durcheinander. Der Hippocampus hat versagt. Die Opfer suchen das Geschehen zusammenzufügen. Aber die Stücke passen nicht zusammen.

Frage sich jemand, was der Blick in das Gehirn zum Verständnis seelischer Traumatisierungen beitrage? Die Traumatherapeutin gab eine einleuchtende Antwort: Während die Menschen doch sehr verschieden seien, unterschiedliche Persönlichkeiten hätten, sei das Gehirn bei allen Menschen gleich.

Ist es das wirklich? Und was ist im Übrigen so faszinierend daran, sich selbst und andere in ein neuroanatomisches Präparat zu verwandeln? Es scheint die Erwartung zu sein, dass durch den Rekurs auf die Tätigkeit eines mehr oder weniger aktiven, aus mehr oder weniger Zellen bestehenden, mit einem mehr oder weniger fantasievollen Namen belegten »Zentrums« im Gehirn eine Aussage Gültigkeit gewinnt, die ihr ohne diese

Verbindung fehlen würde. Bisher haben wir nur gedacht, geglaubt, psychologisch erforscht – *jetzt haben wir es!*

Realiter haben die Neurowissenschaften aber erst Bruchteile der Gehirnfunktionen erfasst; die Debatte über Zentren und übergreifende Funktionen ist nicht entschieden und scheint gegenwärtig in ein Sowohl-als-auch mit vielen offenen Fragen zu münden. Homunculi wie »der Hippocampus« oder »die Mandelkerne«, die Gefühle organisieren und Informationen weiterleiten, sind ein Mythos. Sie haben mit den realen Funktionen nicht viel mehr zu tun als Zeus mit dem Gewitter oder Poseidon mit Ebbe und Flut. Von einer wissenschaftlichen Grundlage, die den beschriebenen »Blick in das Gehirn« als methodischen Weg über die Mythologie erheben würde, kann nicht die Rede sein. Aber Mythen erfüllen soziale Funktionen. Sie legitimieren Bräuche, Herrschaftsformen, Gebietsansprüche und sind ein wichtiger Teil der »Ideologie« einer Kultur. Also muss ich nach den Aufgaben des von vermenschlichten Zentren inszenierten Gehirnschauspiels fragen, auf dessen Bühne sich psychische Erfahrungen und Merkmale wie Aggressivität, Angst, Depression angeblich konkretisieren, spiegeln, eine Wirklichkeit gewinnen, die sie sonst nicht haben.

In der Neuromantik verschiebt sich die Linie der Argumentation von der Deskription zur Manifestation, von der unmittelbaren Erlebnisorientierung zur mittelbaren (denn auch der aufgeregte bzw. ruhende Mandelkern »erlebt« etwas). Der Schwerpunkt liegt nicht mehr in einer Beschreibung kultureller oder sozialer Erscheinungen, die sich im seelischen Erleben spiegeln. Es geht auch ausdrücklich nicht um frühere

Beziehungen, aktuelle Kontakte, prägende Identifizierungen während der Kindheit und in der Adoleszenz. Das alles wird scheinbar entbehrlich gemacht durch die Beschreibung nervöser Zentren im Gehirn. Der Blick ins Gehirn hilft, individuelle Unterschiede zu nivellieren und Behauptungen über sozial relevante Vorgänge aus ihrem Kontext in Kultur, Geschichte, Gruppen- und Familiendynamik herauszuholen. *Das Gehirn ist bei allen Menschen gleich* wiederholt in neuem Gewand die theologische Behauptung, dass alle Menschen eine Seele haben. In Wahrheit ist das Gehirn auch ein Gefäß von Identifizierungen, von persönlicher Geschichte; es wird in dieser Argumentation nur gleich gemacht.

Wer eine Gehirnmythologie entwickelt und festhält, kann die Komplexizität kulturwissenschaftlicher Fragestellungen reduzieren. Angesichts der Frage nach dem Zusammenhang von Männlichkeit und Gewalt kann beispielsweise die Auseinandersetzung mit anthropologischen Forschungen unterbleiben, in denen Margret Mead[34] beobachtet hat, dass es auch Kulturen gibt, in denen die Frauen als aggressiv gelten und die Männer als sanft und friedfertig. Der zitierte *Blick ins Gehirn* scheint die Beschäftigung mit den Differenzen zwischen unterschiedlichen Kulturen und unterschiedlichen sozialen Schichten entbehrlich zu machen.

Harmlos ist diese Entdifferenzierung durch die Neuromythologie nicht. Parallel zu ihrer Entwicklung lässt sich beobachten, dass auch eine differenzierte Betrachtung der Ursachen von seelischen Störungen zurückgenommen wird. Ein Musterbeispiel ist ADHS, das Aufmerksamkeitsdefizit-Hyperaktivitäts-Syndrom. Von der Neuromythologie über diese Störung führt ein direkter Weg zu ihrer Behandlung mit Medikamenten, die ein erhebliches Suchtpotenzial haben. Die Häufigkeit von Diagnose und Medikation ist hier in den letzten Jahren steil angewachsen. Ähnlich wie bei den Antidepressiva handelt es sich um keine kausale Behandlung der vorliegenden Störung. Auch hier wird eine psychophysische Reaktion in Gang gesetzt, die einerseits Kinder, Eltern und Erzieher entlastet – das Kind ist nicht ungezogen, sondern krank – und auf der anderen Seite zusätzliche Schäden hervorruft.

Eine Mythologie, die komplexe seelische und soziale Entgleisungen wie Burn-out oder Depression auf Veränderungen im Gehirn reduziert, bahnt der Medizinalisierung und damit dem Umsatz der pharmazeutischen Industrie einen Weg, über dem der Glanz der neuesten naturwissenschaftlichen Einsicht liegt wie der Nimbus um das Haupt des Heiligen. Gegenwärtig wird mit hohem Aufwand an kostspieligen Apparaten und einem pathetischen Gestus der Neuerung an vielen Orten psychologisch Triviales erforscht und pseudoobjektiv legitimiert.

In Deutschland haben wir keine guten Erfahrungen mit Pseudo-Naturwissenschaft gemacht. Um eine solche handelt es sich aber, wenn Gehirnforscher behaupten, sie hätten die philosophischen und psychologischen Modelle über subjektive Entscheidungsfindung »widerlegt« und »bewiesen«, dass der »freie Wille« nicht existiert.

Die großartigen Versprechen, die von einigen Neurobiologen im Jahr 2004 der Öffentlichkeit gemacht wurden, haben sich nicht bewahrheitet. Damals hieß es, die Gehirnprozesse würden bald enträtselt sein, neue Methoden der Behandlung durch nebenwirkungsarme und spezifische Psychopharmaka, gar ein neurowissenschaftlich fundiertes Menschenbild seien möglich.

Ein Jahrzehnt später hat eine neue Generation kritischer Neurowissenschaftler diese Positionen nicht nur zerpflückt und festgestellt, dass die versprochenen Fortschritte ausgeblieben sind. Sie haben auch klargemacht, dass die Voraussetzungen zu solchen Fortschritten fehlen und noch überhaupt nicht klar ist, ob sich manche Grundfragen überhaupt lösen lassen – etwa jene, wie Gedanken entstehen. Dazu ist ein durchblutetes, mit Sauerstoff versorgtes Gehirn unentbehrlich – aber wer jetzt behauptet, das Gehirn »mache« die Gedanken, kehrt zu Behauptungen zurück, das Gehirn habe zu unseren Gedanken und Gefühlen das gleiche Verhältnis wie die Leber zur Galle oder die Niere zum Urin.

Das sind Metaphern aus der frühen Epoche der naturwissenschaftlichen Medizin; der Arzt Pierre-Jean-Georges Cabanis, der in Frankreich von 1757 bis 1808 lebte und 1795 einen Lehrstuhl für Hygiene erhielt, hat sie als Erster vertreten. In *Rapports du physique et du moral de l'homme* beschreibt er die Seele als Funktion des Gehirns. Wie die Nahrung im Mund zerkleinert, in Magen und Darm verdaut wird, so verarbeitet das Gehirn die Eindrücke der Sinnesorgane und sondert sie als Gedanken ab.

Die Kritiker der euphorischen Behauptungen von revolutionären Resultaten der Hirnforschung, selbst ausgewiesene Spezialisten in ihrem Feld, verweisen auf den Irrtum der Zentrenlehre (in Wahrheit wird eine psychische Funktion an mehreren Gehirnorten realisiert, jeder Gehirnort ist an meh-

reren Funktionen beteiligt), auf die Stagnation der medikamentösen Möglichkeiten (neue Psychopharmaka sind oft nur
teurer, aber nicht besser als die alten).

Ist ein Menschenbild, in dem nicht *ich*, sondern *mein
Gehirn* fühlt und denkt, mehr als eine Metapher? Ist es der
Weg zu einem »neuen Menschenbild«, zur Neurophiloso-
phie? Die Autoren des kritischen Memorandums verneinen
das energisch. »Was ist gewonnen, wenn wir sagen, *mein
Mandelkern ist im Erregungszustand, statt ich fürchte mich*? Das
metaphorische Denken ist für die Wissenschaft unentbehrlich, aber es lassen sich damit keine sachlichen Zusammenhänge begründen. Es ist ... völlig in Ordnung, vom *Fuß* eines
Berges zu sprechen, solange man nicht nach dessen Schuh
sucht.«[35]

7
Auch Psychotherapie ist nicht perfekt

Es gibt gute Gründe, den Umgang des Medizinsystems mit depressiven Patienten zu kritisieren. Damit entsteht aber ein Problem, das dem Kritiker des Artensterbens, der Umweltverschmutzung oder der Fleischproduktion erspart bleibt. Es ist zwar richtig, eine fehlerhafte Behandlung zu tadeln, jedoch ist es auch grausam, wenn ein besseres Angebot zwar vorhanden, aber nur sehr begrenzt verfügbar ist.

Angesichts einer »leichten« oder »mittelschweren« Depression empfehlen heute die Richtlinien Psychotherapie als Methode der Wahl. Die Praxis sieht anders aus. Wenn die Patientin oder der Patient nicht ausdrücklich auf Psychotherapie bestehen und ihnen die Ressourcen fehlen, diesen Wunsch auch durchzusetzen, dauert es in der Regel kaum eine Viertelstunde, bis sie die Arztpraxis mit einem Antidepressivarezept verlassen.

Das Gehirn ist angeblich – wir haben schon gehört, wie praktisch das sein kann – bei allen Menschen gleich; ebenso ist die chemische Substanz, die sich in den Nervenstoffwechsel einmischt, bei allen Menschen gleich. Das gibt dem psychopharmakologischen Ritual eine Art von Konstanz. Wenn es nach dem Willen der »biologischen« Psychiater und der Pharmaindustrie geht, erfüllt diese Konstanz die Rolle der Stange, an der psychotherapeutisch getanzt werden darf. Die begleitende Psychotherapie soll nämlich dann den Kranken bei der medikamentösen Stange halten, sie soll ihm helfen, die Erfahrungen mit der Krankenrolle in den Alltag einzubringen, sein Leben mit mehr Selbstfürsorge zu organisieren und etwas von jenen stoischen Haltungen und Weisheiten für sich zu nutzen, die heute in der kognitiven Verhaltenstherapie neu entdeckt werden.

Die Psychotherapie in der Konsumgesellschaft zeigt ihren eigenen Anteil an manischen Abwehrformen. Auch Therapeuten wollen ihre Dienstleistung verkaufen, formen ihre Selbstdarstellung nach diesem Bedürfnis und versäumen es nicht selten, sich mit den problematischen Qualitäten ihres Berufs[36] auseinanderzusetzen. Es bleibt die vornehmste Aufgabe der helfenden Berufe, sich, so gut es geht, entbehrlich zu machen. Sie sollten um eine Gestalt der Gesellschaft ringen, in der nicht wesentliche Qualitäten des Miteinander durch die Delegation an Spezialisten verloren gehen oder gar neue Sekten entstehen, die unglückliche Menschen ihrer bisherigen sozialen Umgebung entfremden, um sie den Bedürfnissen der Sektengründer zuzurüsten.

Freud selbst hat dagegen gekämpft, dass seine Lehre zur Besserwisserei und zu einem intellektuellen Rahmen der manischen Abwehr werden könnte. Ob die heutigen Psychoanalytiker und ihre Ausbildungsrichtlinien diesen Geist erhalten oder unterdrücken, scheint namhaften Vertretern des Fachs zweifelhaft.[37] Im Alltag beobachten wir gelingende Psychoanalysen so gut wie scheiternde. Während das Gelingen nicht kommentiert wird, fällt der depressive Patient auf, der in einer solchen Analyse viel Zeit und Kraft verloren hat.

Kürzere Therapiemethoden ohne den Gedanken an ein Durcharbeiten von Widerständen werden viel schneller aufgegeben und wecken daher auch nicht so heftige Enttäuschungen wie die Psychoanalyse. Daher wird in den Medien und auch in manchen Richtlinien die kognitive Verhaltenstherapie als »evidenzbasierte« Methode in den Vordergrund gestellt. Die Methode ist schlicht – Lehren der stoischen Philosophie in modernem Gewand des methodisch aufgebauten und durch Testinstrumente überprüften Trainings.

In den letzten Jahrzehnten ist die Gesellschaft toleranter und hellhöriger geworden, was Psychologie und Psychotherapie betrifft. In den Sechziger- und Siebzigerjahren des vorigen Jahrhunderts war der Gang zum Psychotherapeuten eine Schmach, die ein Präsidentschaftskandidat der USA unbedingt verschwiegen hätte. Seit Bill Clinton ist psychologische Behandlung keine Schande mehr. Das hat nicht ausschließlich positive Folgen. Wie jede machtvolle Theorie kann auch die trivialisierte Tiefenpsychologie missbraucht werden.

Wer über ein Leiden klagt, das organisch nicht so greifbar ist wie ein gebrochenes Bein und das früher mit schlecht gemischten Körpersäften, übler Luft, bösen Geistern oder simplem Pech erklärt wurde, muss nur auf einen psychodynamisch Aufgeklärten treffen, und schon ist sie oder er eigentlich selber schuld. Stress? Ein mitleidiger Kennerblick. Zu viel Arbeit, man kann schließlich die Kollegen nicht hängen lassen? »Wer ist ›man‹? Sprich doch deine Sätze mit ›ich‹, übernimm Verantwortung für das, was du tust …«

Da kann »man« nur dem Angreifer den Wind aus den Segeln nehmen, die Flucht nach vorne antreten, sich selbst bezichtigen, vielleicht gibt er dann Pardon. In solchen Situationen fällt der Satz: »Ich weiß schon, es ist psychosomatisch!«

Man könnte sich damit zufriedengeben, auf Taktlosigkeit hinzuweisen und die im Alltag durchaus brauchbare Empfehlung auszusprechen, niemals ungefragt und ungewünscht seelische Dynamiken zu unterstellen. Das ist unter Freunden heikel und selbst unter Eheleuten eher ein Zeichen, dass ein verdeckter Machtkampf tobt, als das Signal von Zuwendung und Fürsorge.

Was macht die psychologische Schnelldiagnose und Überlegenheitsgeste so beliebt? Wenn schon die Opfer meist nur gequält reagieren, dem Alkoholiker ähnlich, dem wieder einmal gesagt wird, er müsse das Saufen lassen – warum halten die Täter dennoch an ihrem Verhalten fest? Warum ist die schlichte Überlegung so wenig beliebt, dass jeder Alkoholiker ziemlich genau weiß, dass Trinken ihm nicht guttut und er es lieber sein lassen sollte?

Wenn wir schon aus eigenem Erleben genau wissen, wie sehr wir uns den Kopf über »Warum das? Warum gerade jetzt? Warum gerade ich?« zergrübeln, wenn wir krank werden – warum können wir dann die Kranken nicht in aller Ruhe trösten und warten, bis sie selbst den Wunsch haben, mit uns zu sprechen?

In der modernen Gesellschaft ist jeder seines Glückes Schmied. Da kommt man schnell auf den Einfall, dass es beim Unglück ähnlich bestellt sein muss. Das Unglück eines Mitmenschen macht nervös – es hätte ja auch mich treffen können. Sobald es mir aber gelingt, ihn über die von mir erkannten Gründe für sein Unglück zu belehren, vergrößert sich der Sicherheitsabstand, der Belehrte steht eine Stufe unter mir.

Fürsorge für die Schwachen ist ein hoher kultureller Wert. Sie ist ritterlich, was bereits ausdrückt: Man muss sie sich auch leisten können, denn es sind nur die Reichen beritten. In jeder Kultur gibt es Formen der Rücksicht, der Pflege, des schonenden, sorgenden Umgangs mit Kindern und Alten. Aber immer muss man sie sich auch leisten können. Im Grunde sind wir angesichts menschlicher Schwäche immer auch selbst gekränkt.

In einem jüdischen Witz erzählt ein Schnorrer dem reichen Bankier Rothschild eine ergreifende Leidensgeschichte. Endlich läutet der Baron mit Tränen in den Augen nach dem Kammerdiener und sagt: »Schmeißt ihn hinaus, er bricht mir das Herz!«

Sollen wir die psychodynamische Besserwisserei als Abart der Verwandlung von Mitleid in Aggression deuten? Wer so genau weiß, wie man stressfrei lebt und den psychosomatischen Gefahren ausweicht, ist reich an einer Sicherheit, wo es im Leben langgeht. Wenn im Blickfeld eines solchen Bescheidwissers jemand dessen goldene Regeln missachtet, dann muss er aufgeklärt werden, was er zu tun und zu lassen hat. Auch die Belehrung ist auf ihre Weise ein Hinauswurf. Wer nicht alles Erdenkliche getan hat, soll erst einmal seine Antistresskompetenz verbessern und sich erst dann wieder blicken lassen.

Es gibt im Menschen ein primitives Streben nach Ausgleich, das sich zum entwickelten Gerechtigkeitssinn verhält wie die Wirtshausrauferei zur Parlamentsdebatte. Der Kranke hat beim Gesunden etwas gut. Gleichzeitig erinnert er an Gefahren und könnte versuchen, das eigene Leid loszuwerden, indem er es mir anhängt. Da tröstet es, wenn ich ihm ein Verhaltensrezept geben kann, das ihn (vermeintlich) vor der Krankheit und mich vor einer gefährlichen Nähe zu ihm schützt – vor dem unbequemen Wissen, dass wir alle auf dünnem Eis wandern und irgendwann einbrechen werden.

Als eine Unternehmensberaterin verhaftet wurde, weil sie einige ihr anhängende und sie als Prophetin verehrende Menschen zu einem kollektiven Selbstmord auf einem Berggipfel veranlassen wollte, raunte es in den Medien, dass diese Frau als Psychologin doch genau wüsste, wie man Menschen dazu bringt, den Verstand zu verlieren und allen möglichen Dumpfsinn bis hin zur Erlösung durch ein UFO zu glauben.

Wer tatsächlich Psychologie studiert hat und diesen Beruf ausübt, erinnert sich nicht daran, derlei Macht gewonnen zu haben. Wenn man von ihm erwarten würde, es der Prophetin gleichzutun, wäre er so hilflos wie jemand, von dem nach einem Physikstudium verlangt wird, einen Boxkampf zu gewinnen, weil er die Gesetze der Mechanik kennt.

Die akademische Psychologie ist bei der Kritik am Alltagsurteil und Alltagsratschlag stehen geblieben. Sie kann helfen, die ärgsten Fehlerquellen zu vermeiden, aber Qualitäten wie Menschen zu führen und sie zu überzeugen, beruhen nicht auf angewandten psychologischen Theorien. Im Gegenteil: Unser Wissen läuft darauf hinaus, dass persönliche Kreativität den Psychotechniken überlegen ist, allein schon deshalb, weil ein Mensch, der die Anwendung einer Psychotechnik ahnt, verstimmt reagiert und sich entzieht.

Dennoch ist die Theorie nützlich – als Hilfe, eigene Fehler zu erkennen, sie zu verstehen, zu vermeiden und Räume für persönliche Kreativität zu öffnen. Hilfreich ist auch das Verständnis für den Unterschied von Wissenschaft und Professionalität. Ein Akademiker wendet, wenn er praktisch arbeitet, vorwiegend zu Beginn und immer nur zum Teil seine während des Studiums erworbenen Kenntnisse auf sein Arbeitsfeld an. Sobald aber die Praxis sein Leben bestimmt, orientiert er sich an den Rückmeldungen dieser Praxis und baut sein Wissen in einen professionellen Prozess ein, der eine ganz eigene Dynamik entfaltet. Auf diesem Weg wird aus dem Musikwissenschaftler der Dirigent, aus dem Germanisten der Dramaturg, aus dem Ingenieur der Erfinder. Sie alle lernen von den Rückmeldungen aus ihrer Arbeit.

Es steckt ein Stück Wahrheit in dem Bonmot, dass Medizin (und ebenso Psychotherapie) das System der Ablenkungen ist, mit dem wir einem Kranken helfen, die Zeit zu überbrücken, bis er von selbst wieder gesund wird. Erfolge sollten ermutigen, aber nicht übermütig machen; Misserfolge sollten nicht entmutigen, sondern Neugier wecken und methodische Analyse anstoßen. Dann wird sich eine Professionalität entwickeln, die sich dem ersten Ziel der Heilkunst nähert. Dieses haben schon die Ärzte der Antike formuliert: *Primum nil nocere.* Zuallererst nicht schaden!

Vermutlich hat die Psychoanalyse nicht weniger suggestive Komponenten als die alte Hypnose.[38] Aber da sie im günstigen Fall einen Analytiker hervorbringt, der an seine Methode glaubt und sich während seiner Lehranalyse ihr auch unterworfen hat, entfaltet sie auch neue Wirkungen.

Homöopathen wollen ganz entschieden nichts von einer suggestiven Seite ihrer Arbeit wissen. Es geht um das korrekte Simile, die genaue Anamnese, die Wirkung der Hochpotenz. Und vielleicht ist gerade diese energische Absage an alle Suggestion überzeugend.

Weniger bekannt, aber ebenso wichtig ist der negative Effekt von Placebos, manchmal »Nocebo« (ich werde schaden) genannt. Wenn Menschen fürchten, dass ihnen ein Mittel oder ein Eingriff *nicht* guttun, dann kann dieses im Bereich der Placebowirkungen – also jener magischen Breite zwischen fünfzig und achtzig Prozent – tatsächlich schaden. Das wäre auch ein Grund, bedächtig mit Personen zu kommunizieren, die Antidepressiva schlucken und überzeugt sind, dass diese ihnen helfen.

Das Placebo-Paradox

Niemand sollte glauben, dass der wissenschaftliche Fortschritt linear abläuft – im Gegenteil. Er ist von Rückentwicklungen durchsetzt wie ein gut durchwachsenes Steak. Vor allem dort, wo wirtschaftliche Interessen eine Rolle spielen, werden Einsichten wieder preisgegeben, wie in jenem legendären »Großversuch« in den Jahren 1984/85, in dem das Bundesverkehrsministerium zu ermitteln vorgab, ob Autos bei höheren Geschwindigkeiten tatsächlich mehr Benzin verbrauchen.

Natürlich wussten schon damals alle Personen, denen ausreichende Schulbildung die politische Karriere gebahnt hatte, dass die Ergebnisse dieses Versuches physikalischen Gesetzmäßigkeiten nicht widersprechen würden. Aber es gab Gründe, auf deutschen Autobahnen schnell zu fahren: Automobilindustrie und Autofahrer wären verstimmt, wenn das Tempolimit eingeführt wird, das es in anderen Ländern längst gibt. Gleichzeitig fürchtete damals der Minister, zu viele Wähler an die grüne Opposition zu verlieren.

Der Großversuch war ein fauler Kompromiss: tätig zu werden und untätig zu bleiben. Seine Botschaft: Wir wollen es besonders sorgfältig machen und erst einmal viele Erkenntnisse gewinnen, damit unsere Entscheidung fundiert – aufgeschoben werden kann. In diesem Fall hielt der Aufschub bis 2017 und wohl noch länger.

Solche Szenarien zu durchschauen ist für ein Verständnis unserer Gesellschaft mindestens so wichtig wie die Aufklärung über die neuesten Fortschritte der Wissenschaft. In einer naiven Sicht auf den Menschen als wissbegieriges und lernfähiges Geschöpf wird leicht verkannt, dass unsere spontanen Entscheidungen nicht jene zwischen Wissen und Nichtwissen sind. *Wir entscheiden uns für jene Informationen, die uns guttun, und missachten alle, die uns ängstigen oder deprimieren.* Die Ersten nehmen wir begierig auf und halten sie gegen alle Einwände fest, die Zweiten suchen wir so lange wie irgend möglich von unserem Bewusstsein fernzuhalten.

Wenn unsere seelische Verarbeitung aber bereits angesichts der Aufgabe versagen kann, äußere Ereignisse festzuhalten, wie viel schwerer wird sie sich dann tun, wenn es darum geht, innere Zustände zu beurteilen und diese verlässlich mit dem angesammelten Wissen über die äußere Realität zu verbinden!

In Deutschland gab es 1945 einen »Großversuch« über unsere Fähigkeiten, Wissen festzuhalten und zu reproduzieren, das unser Selbstgefühl eher störte als stützte. Vom Rüstungsminister bis zum einfachen Soldaten, von der berühmten Filmemacherin bis zur Hausfrau – *niemand* hatte vom organisierten Massenmord gewusst.

Man kann das moralisch sehen und hat es auch getan. Weniger beliebt, weil mit Nachsicht verwechselt, ist die ökonomische Perspektive: Wir erinnern, wir erleben, wir sehen nur, was wir noch ertragen können. Was darüber hinausgeht, verschwindet aus unserem Erleben, als wäre es nie gewesen.

Wenn Menschen wahrhaben wollen, was sie deprimiert, führt das zu einem schwer lösbaren Konflikt. Sobald ich traurig bin, enttäuscht, gekränkt, und das auch in aller Deutlichkeit wahrnehme, deprimiert mich das noch mehr. Wenig kränkt den Zivilisationsmenschen mit seinem ausgeprägten Bedürfnis nach Kontrolle und Suprematie mehr als das Eingeständnis seiner Kränkbarkeit. Das hat zur Folge, dass solche Gefühle möglichst wenig wahrgenommen und vom erlebenden Ich eingestanden werden. Sie werden so lange unter den Teppich gekehrt, bis kein Raum mehr unter der Zimmerdecke bleibt.

Verkrümmt und in seiner Beweglichkeit eingeschränkt, sucht das gequälte Ich Zuflucht bei der vom medizinisch-pharmazeutischen Komplex beigesteuerten Einsicht, es handle sich bei dem angesammelten Schmutz um eine Stoffwechselstörung.

Eine kritische Auswertung aller von der amerikanischen Arzneimittelbehörde akzeptierten Studien durch den Harvard-Forscher Irving Kirsch und seine Mitarbeiter in dem renommierten Internetportal PLOS-Medicine (Februar 2008) legte nahe, dass auch der bisher für schwere Depressionen behauptete geringe Vorteil der Medikamente gegenüber dem Placebo nicht auf *spezifischen* Wirkungen der Antidepressiva beruht, sondern darauf, dass schwer Depressive generell schlechter auf Placebos reagieren.

Ihre Fantasie funktioniert längst nicht so gut wie die von leicht oder mittelschwer Depressiven, bei denen Placebos wirken. Zuckerpillen haben den »Nachteil«, dass sie auch *keine unangenehmen Nebenwirkungen mit sich bringen.* Diese sind wohl für die Erfolge der Antidepressiva verantwortlich, nicht die Veränderungen im Serotoninstoffwechsel.

In einem langen, nachdenklichen und abwägenden Artikel im *Zeitmagazin* haben Julia Friedrich und Thorsten Padberg die Szenen um die Serotoninlüge verfolgt. Sie schildern, wie Ulrich Hegerl, Psychiatrieordinarius und Vorsitzender der Deutschen Depressionshilfe, beim großen deutschen Depressionskongress die Hörerinnen und Hörer beruhigt: Es gibt Medikamente, welche die gestörte Chemie im Gehirn wieder in Ordnung bringen, das Übel an der Wurzel packen.

Sie besuchen Irving Kirsch, der nicht wie fast alle seiner Kollegen bereit war, die Auswahl der Studien zu akzeptieren, welche die Pharmaindustrie für die Zulassung der Antidepressiva vorlegte, sondern der die Industrie mithilfe eines Gesetzes (Freedom of Information Act) zwang, ihm *alle* Daten vorzulegen.

Sie zitieren den Briten Tim Kendall vom Royal College of Physicians: »Die Serotoninhypothese hält keiner Prüfung stand. Wir wissen heute, dass die Idee, dass ein einzelner Botenstoff für Depressionen verantwortlich gemacht werden kann, eigentlich lächerlich ist.«[39]

Die Autoren haben den Vorsitzenden der Depressionsliga mit diesen Aussagen konfrontiert. Dieser ruderte zurück. Die Serotoninhypothese, die in den von ihm herausgegebenen Broschüren zugrunde gelegt wird, sei nur irgendwann von jemandem plakativ erzählt worden, aber nicht bewiesen.

Eine Kampagne der pharmazeutischen Industrie, heißt es nun, unter die Ärzte gebracht und von diesen voreilig übernommen.

Fear sells – *Angsthandel bei Notbeleuchtung*

Die Zukunft der Wachstumsgesellschaft ist das zentrale Problem der Gegenwart. An ihm hängen die anderen Schwierigkeiten, die sich dem Wunsch in den Weg stellen, angstfrei in die Zukunft zu blicken: Klimawandel, Migration, Terrorismus.

Wider alle Einsicht in die »Grenzen des Wachstums« werden neue Bedürfnisse durch aufwendige Ausforschung entdeckt, geschaffen und befriedigt. Sie appellieren an Bedürfnisse der Konsumenten. Ihr erstes Versprechen lautet: Ich werde dein Selbstgefühl steigern. Du wirst verwöhnt, ich nehme dir etwas ab (das selbstfahrende Auto), ich mache dich schöner, gesünder (die Heilhilfs- und Nahrungsergänzungsmittel), ich spende Lust, ich zeichne dich aus vor anderen (Mode, schöner Wohnen). So weit das laute Versprechen. Aus ihm wächst und durch seine Macht verstärkt sich aber auch eine leise Drohung: Wenn du mich nicht (mehr) kaufst, dann stürzt du in einen Abgrund, du wirst weniger wert sein als andere, hässlich und krank.

Das Geschäft mit dem Irrationalen spielt sich sozusagen in zwei Stockwerken ab. Das obere, in dem Konsumgüter mithilfe von Lust und Sex verkauft werden, hat große Fenster und ist bestens ausgeleuchtet. Wo sich neben dem neuen Rasierapparat straffe Muskeln unter glatter Haut spannen oder weibliche Formen im Pirelli-Kalender die Eintönigkeit von Reifenprofilen beleben, wissen wir Bescheid, durchschauen den Trick – und fallen dennoch auf ihn herein.

Die wichtigeren Geschäfte aber laufen im Kellergeschoss. Hier ist die Angst der Verkäufer. Wenn die sexuellen Symbole Lust versprechen, verheißen die Symbole der Angst Sicherheit. Und weil niemand die Angst gerne sieht, weil sich niemand gerne an sie erinnert, ist der Angsthandel trotz seiner sehr viel höheren Umsätze weit weniger sichtbar. Er wird in Notbeleuchtung inszeniert. Es gelingt ihm ungleich besser, sich als vernünftig, als unabweisbar notwendig zu tarnen.

Während die Lust ihre eigene Grenze leicht findet, wir vom Essen satt, vom Sex schläfrig werden, ist das Bedürfnis nach Sicherheit buchstäblich grenzenlos. Für ein wenig mehr Selbsttäuschung in Sachen Sicherheit sind wir bereit, sehr viel mehr Geld zu opfern, als das im Dienst des Strebens nach Freude und Lust jemals geschehen würde. Das fängt bei dem grotesk aufgeblähten Verteidigungshaushalt der Industrieländer an und lässt sich in nahezu jeder Konsumentenpsyche beobachten.

Während sich Lust im Hier abspielt, inszeniert und projiziert die Angst unser Gefahrenwissen in die Zukunft. Ihr Blick ist extrem eingeengt – viele Beobachtungen belegen die Rücksichtslosigkeit des Angstgepeinigten auf der Suche nach Sicherheit. Er geht, wie die Massenpanik beweist, buchstäblich über Leichen, vergisst seine Eide, lügt und betrügt.

Die Enge des ängstlichen Blicks ermöglicht das große Geschäft mit der Sicherheit. Wer sich eine Waffe kauft und sich nun sicherer fühlt, braucht diesen engen Blick, um die neuen Gefahren durch die Waffe selbst zu ignorieren: Er kann sich in den eigenen Fuß schießen, Kinder können beim Spielen Schaden anrichten, es kann vom harmlosen zum mörderischen Irrtum werden, den Nachbarn für einen Einbrecher zu halten.

Angst ist das Motiv, das uns süchtig werden lässt nach Panzerung und uns gebietet, die Unlust zu ertragen, welche eine Rüstung mit sich bringt: Luft und Licht werden ausgesperrt, es zwickt und beschwert überall, aber für ein wenig mehr an Gefahrenabwehr muss das in Kauf genommen werden. In unseren intimen Beziehungen tarnen sich Ängste als Stolz – eine Art verinnerlichter Panzer, der sichere Geltung verspricht, wenn wir uns in einem sozial anerkannten Muster erstarren lassen.

In der modernen Gesellschaft expandieren die Ängste. Sie führen zu einer Verwirrung, welche den Schutz vor der gerade ausgeschrienen Gefahr zum Narkotikum gegen globale Bedrohungen wie die Umweltvergiftung oder die Klimakatastrophe machen.

Wie sehr Ängste die elementare Lust usurpieren und in ihren Dienst stellen können, zeigen Veränderungen in der adoleszenten Psyche. Während vor fünfzig Jahren die meisten

Schülerinnen und Schüler in einer Abiturklasse mit ihrem Aussehen zufrieden waren, sind gegenwärtig die meisten jungen Menschen in den gebildeten Schichten mit ihrem Aussehen nicht zufrieden.

Vor fünfzig Jahren standen dem Aufbruch in die Erotik unter Gymnasiasten und Studenten äußere Hindernisse im Weg – Verbote der Eltern, ein »Kuppeleiparagraf«, der Zimmervermietung an Unverheiratete mit Gefängnis bedrohte. Heute sind es innere Hindernisse, narzisstische Ängste. Viele junge Menschen finden sich unattraktiv. Sie würden die eine oder andere Abweichung vom Schönheitsideal am liebsten chirurgisch korrigieren lassen. Essstörungen häufen sich, zunehmend auch unter Männern.

Gemessen an den drohenden globalen Katastrophen, wirkt das wie ein kleines Problem, aber es zeigt den Sieg der Angst über die Lust. Nicht essen und lieben, sondern die richtige Diät, Figur, sexuelle Performance beschäftigen die gebildete Jugend im 21. Jahrhundert. Die Ängste, nicht zu genügen, führen zu einem blühenden Markt der »Schönheitsoperationen«, deren Darstellung in den Medien wiederum die Ängste steigert, nicht gut genug zu sein für den Beginn eines lustvollen Lebens.

In der Beziehung zum Körperbild spiegelt sich das Wechselspiel von manischer Abwehr und depressivem Zusammenbruch.

Im Folgenden ein paar Beispiele dafür, welche Formen das annehmen kann: Die Patientin kommt mit den Symptomen einer Depression. Sie fühlt sich zu dick, ihre Brüste sind zu groß, sie verspricht sich alles von einer aufwendigen kosmetischen Operation. Aber die Krankenkasse finanziert das nicht, und aus eigenen Mitteln kann sie sich den Eingriff nicht leisten, weil sie arbeitslos ist und sie sich so, wie sie sich jetzt fühlt, auch keine Rückkehr an ihren Arbeitsplatz vorstellen kann. Sie will mit juristischen Mitteln gegen die Entscheidung der Versicherung vorgehen; der Gutachter hat die psychotherapeutische Behandlung zur Auflage gemacht.

Weiter: Der Patient ist auf einen Mädchennamen getauft worden und hat lange Zeit als Frau gelebt. Dann wurde das Gefühl immer stärker, den falschen Körper zu haben. Die Geschlechtsumwandlung wurde hormonell eingeleitet und unter großen finanziellen Opfern in einer ausländischen Klinik operativ vollzogen. Der Chirurg fand das Ergebnis ausgezeichnet, der Patient hadert mit seinem neuen Körper, fühlt sich nicht vorzeigbar, hat soziale Ängste entwickelt. Die Depression brach aus, als ein homosexueller Freund des Patienten, der ihn durch die Geschlechtsumwandlung begleitet hatte, die Beziehung beendete. Der Patient denkt an Selbstmord, betäubt sich mit Alkohol, findet den »neuen« Körper ebenso wenig »richtig« wie den »falschen«, von dem er sich befreien wollte.

Weiter: Der Popkünstler hat sich durch über ein Dutzend kosmetische Operationen körperlich vollständig verwandelt. Er bekämpft seine Schmerzen und Depressionen, die ihn immer wieder arbeitsunfähig machen, durch lebensgefährlich hohe Dosen eines Opiats.

In diesen Fällen wirken zwei Kräfte zusammen, um den Menschen in seinem Körper unbehaust zu machen: Auf der einen Seite werden wir dauernd durch überoptimale Bilder zu deprimierenden Vergleichen angehalten, auf der anderen Seite tönen die Sirenengesänge der kosmetischen Industrie, wir könnten gar nicht früh genug damit beginnen, unseren Körper zu verbessern und dessen Verfall entgegenzuwirken.

Charakteristisch für die Konsumgesellschaft sind schnelle Lösungen ohne Nachdenken über die Folgen. Kosmetische Operationen schaffen neue Gefahren für das Selbstgefühl. Sie inszenieren eine manische Erwartung und durch diese auch die Gefahr abzustürzen. Dieser Absturz führt in eine Depression – oder zu einem neuen Operationsplan, der eine neue Erwartung aufbaut. So kann auch die Schönheitsoperation zu einer Sucht werden.

Geleugnete Grenzen

Die bunten Bilder vom schönen Leben stimulieren zwischen kargen Textseiten Fantasien von umfassender Befriedigung, wie sie zu Zeiten des Hungers das Schlaraffenland verkörperte. Sie operieren mit einer Mischung von Angst und Aggression: Ich habe ein Recht auf das Beste, wenn ich es nicht bekomme, ist nicht meine Erwartung das Problem, sondern der Geiz und die Bosheit meiner Mitmenschen. Diese manische Erwartung als Vorstufe des depressiven Absturzes wird vor allem dann zum Problem, wenn eine von ihr charakterisierte Beziehung sich im Alltag bewähren muss.

Noch nie konnten Menschen so mühelos so viel über die Wirklichkeit in Erfahrung bringen wie heute. Aber ebenso richtig ist, dass in der Konsumgesellschaft Illusionen über Dinge und Menschen in einer Weise stimuliert werden, die völlig neuartig ist. Die Grenze zwischen dem erträumten Glück und den realen Möglichkeiten wird verwischt und verleugnet.

Der jugendlich auftretende Geschäftsmann zeigt hinter seinem forschen Redestil die Symptome einer Depression. »Ich finde einfach nicht die richtige Frau, und jetzt habe ich völlig den Schwung verloren. Dabei war ich so erleichtert, als ich die Scheidung hinter mir hatte. In der Ehe lief ja schon lange nichts mehr, aber ich habe es meiner Frau erst gesagt, als ich Barbara kennenlernte. Sie ist gut zwanzig Jahre jünger als ich, aber das hat uns gar nicht gestört, sie ist toll im Bett, anfangs war alles wunderbar, dann hat sie aber die Heimlichkeit gestört, und ich habe eingesehen, dass ich ihr das nicht zumuten kann. Aber komisch: Je mehr ich tat, was sie wollte, desto weniger ging zwischen uns, ich habe gedacht, sie braucht eben Zeit, ich wollte sie unbedingt, ich will mit ihr alt werden. Aber nichts da. Wenn ich Druck mache, sagt sie, törnt sie das total ab, und wenn ich keinen Druck mache, passiert gar nichts. Ich kann nicht mehr schlafen, ich habe zehn Kilo abgenommen. Die Kinder halten natürlich zu meiner Frau, und jetzt habe ich auch noch meinen wichtigsten Kunden verloren.«

Die Entwertung eines viele Jahre vertrauten Partners mit der Geste: »Ich habe Besseres verdient!« ist der in der Konsumgesellschaft »normal« wirkende erste Akt einer Tragödie. Bei dem hier skizzierten 55-Jährigen mit seiner 30-jährigen Geliebten verbinden sich Fantasien beider Partner zu einer riskanten Verleugnung. Der ersehnte Neubeginn beruht nicht auf einer realen Bindung, sondern auf Fiktionen: Die Geliebte wird verwöhnt und kann eine Weile ignorieren, dass sie sich die Rolle einer erwachsenen Frau noch nicht zutraut; der ältere Mann hofft neben ihr auf eine zweite Jugend.

Der Mann hat es nach der Geburt seiner Kinder nicht verarbeitet, dass sich seine Partnerin intensiv mit diesen beschäftigte. Die Ehefrau zog sich zurück, weil sie seine Vorwürfe und seine Hinweise nicht mehr ertrug, er verdiene mehr Aufmerksamkeit, weil er doch die Familie großzügig finanziere.

In seiner Bilanz hat seine Partnerin die gemeinsamen Kinder mehr geliebt als ihn. Dieser Vorwurf zeigt, wie unreif seine eigenen Erwartungen geblieben sind. Er hat sich damals sogar sterilisieren lassen, weil er hoffte, das Sexualleben mit seiner Frau wieder zu intensivieren. Kinder wollte er keine mehr, nie wieder, hatte er doch erlebt, dass dann die Liebe einer Frau verschwindet.

Die Geliebte hatte ihn angehimmelt. Sie feierte ihn als den perfekten, reifen Mann, als Wohltat nach ihrem cholerischen, kontrollierenden Vater. Sie schien sich über jede Stunde zu freuen, die er ihr schenkte. Er förderte sie beruflich, lud sie ein. Organisierte teure Urlaube. Sie war Praktikantin, er Chef, als sie sich verliebten. Er hatte sie dann in einem anderen Betrieb untergebracht, ihr eine gute Stelle verschafft.

Je klarer nun wird, dass er alles tut, um sie als feste Partnerin zu gewinnen und ihrem Wunsch zu genügen, mehr zu sein als eine Geliebte, desto stärker werden ihre Ängste, sich an ihn zu binden und ihr freies Leben zu verlieren. Sie fühlt sich eingesperrt mit einem alten Mann, der schon erwachsene Kinder hat und mit ihr keine möchte. Obwohl sie anfangs gesagt hat, ihre eigene Kindheit sei so schrecklich gewesen, dass sie selbst nie eine Familie gründen wolle, findet sie es doch rücksichtslos von ihm zu erwarten, dass sie jetzt auf diese Möglichkeiten verzichten soll.

Wenn er jetzt schlecht gelaunt ist und ihr Vorwürfe macht, dass sie das Opfer nicht würdigt, das er durch die Trennung von seiner Ehefrau, den Verlust der Villa, den Ärger mit den erwachsenen Söhnen gebracht hat, meint sie ihren chronisch unzufriedenen Vater zu erleben. Sie versteht nicht mehr, was sie einmal an diesem Mann gefunden hat.

Die manische Abwehr hat eine Beziehungskomponente, die oft den Ausschlag für ihr Bestehen oder Zerbrechen gibt. Sie hängt mit der Überzeugung zusammen, dass die eigene Liebesfantasie sich in der Fantasie des Gegenübers spiegelt und verstärkt. Die Depression bricht aus, wenn eine bisher reale oder imaginäre Idealisierung kippt. Die Partner sehen und erleben sich anfangs nicht als verschiedene Personen mit eigenen Bedürfnissen, sondern als Einheit, die etwas herstellt, was allem bisher Erlebten überlegen ist. Diese Selbstbezogenheit bleibt so lange unsichtbar, wie die wechselseitige Idealisierung funktioniert.

Wenn aber die Idealisierung schwindet, weil der Anteil von Alltag in der Beziehung wächst (in diesem Fall dadurch, dass sie nicht mehr die heimliche Geliebte, sondern die Partnerin sein soll), dann schwinden in narzisstisch geprägten Beziehungen mit einem hohen Anteil an manischer Abwehr auch Nähe und Empathie. Die Paaranalyse zeigt, dass in stabilen Beziehungen die Partner einander in ihrer manischen Abwehr festigen, indem sie Rituale finden, welche Teile des romantischen Überschwangs der Anfangszeit konservieren. In den instabilen Beziehungen werden solche Rituale entweder gar nicht entwickelt oder aufgegeben, weil die Suche nach einem Schuldigen an Einbrüchen der manischen Abwehr die romantisch getönten Illusionen zerstört.

Deutlich zeigt sich das in der Erotik. In dem hier geschilderten Fall war das anfangs so intensive Begehren der Geliebten verschwunden, seit der Ehemann seiner Frau angekündigt hatte, er habe jetzt eine eigene Wohnung gemietet und plane, die Scheidung einzureichen.

»Es ist wie ein Fluch«, sagte der 55-Jährige. »Immer wenn ich alles dafür tue, dass es gut klappt mit dem Sex, ist es aus damit. Meine Frau hat gesagt, sie verträgt die Pille nicht, sie will sich nicht um die Verhütung kümmern – da habe ich ihr den Gefallen getan und mich sterilisieren lassen. Danach hatte sie noch weniger Lust. Und Barbara macht es genauso. Ich habe getan, was sie wollte – und die Lust war weg!

Immer hat sie gejammert, dass sie nicht anrufen kann, wenn sie Lust hat, weil sie nicht will, dass meine Frau ans Telefon geht oder mithört. Sie hat gesagt, sie will nicht mehr in ein Hotel gehen oder nur in ihre kleine Wohnung. Und jetzt habe ich eine eigene Wohnung – und sie hat einmal dort mit mir geschlafen und mir nachher eine Szene gemacht, ich hätte sie genötigt und sie hätte sich wie vergewaltigt gefühlt. Das war vorher immer ganz anders, sie fand unseren Sex ganz besonders. Ich habe ihr den neuen Job verschafft, aber glauben Sie, Barbara ist dankbar? Wenn ich darauf anspiele, sagt sie, ich würde sie erpressen. Ich kriege nicht aus dem Kopf, wie schön es war. Irgendetwas muss ich doch falsch gemacht haben. Wenn ich nur wüsste, was.«

»Forever young«[40]

Natürlich wissen auch die Angehörigen der Spezies *Homo consumens*, dass Alter, Krankheit und Tod unausweichlich sind. Aber die manische Abwehr trübt dieses Wissen, und die optischen Medien sind ein mächtiger Rückenwind für diese Trübung. Während die Bevölkerung älter wird, bleiben die Menschen vor der Kamera jung und schön, kein Haar ist am falschen Platz, keine Falte, keine Fettwulst zu sehen.

In dem Kampf, es ihnen gleichzutun, werden Unmengen an Hilfsmitteln verkauft, alle gleich wirkungslos, alle mit dem Versprechen, es sei möglich zu entkommen, viele Jahre jünger auszusehen. In den Talkshows beteuern die gestrafften und mit Botox geglätteten Gesichter, sie hätten keine Angst vor dem Alter. *Man ist so alt, wie man sich fühlt!*

Die manische Haltung der Konsumwelt manifestiert sich im Versprechen der Alterslosigkeit. Folgerichtig ist die Depression dort aufzufinden, wo nicht mehr übersehen werden kann, wie verlogen dieses Versprechen ist. Erst werden Staudämme gebaut – alt werden wir später! Dann der Dammbruch, die plötzliche Überschwemmung mit einer Wucht, die alle künstlich aufrechterhaltenen Strukturen auflöst.

Goethe hat einmal gesagt, Altwerden sei ein Geschäft wie andere auch, man brauche Zeit, es zu erlernen. *Homo consumens* gönnt sich diese Zeit nicht. Also kann er auch nicht alt werden, nur depressiv. Die manische Abwehr leugnet den Kannibalismus der modernen Lebensformen; in der Depression hat der permanente Zwang zur Abwehr von Verlustängsten den Organismus erschöpft.

Eine an Wachstum und Konsum orientierte Wirtschaft macht den gleichen strategischen Fehler wie Napoleon: Die Eroberung zu großer Gebiete macht verwundbar. Wer im klimatisierten Automobil in die Arbeit fährt und abends in seine luxuriös ausgestattete Wohnung zurückkehrt, hat bereits (zu) viele Dinge, um die er sich kümmern muss, weil sie sich um ihn kümmern. Seine Autonomie entwickelt sich zurück, er fühlt sich nur in einem technischen Surrogat mütterlicher Versorgung geborgen, hat sich an alle Helfer gewöhnt und empfindet ihr Versagen als Kränkung, den Verzicht auf sie als Zumutung. Er muss sich bei jedem Defekt eines Servomotors Sorgen machen und einen Spezialisten organisieren.

Das wäre noch erträglich, wenn er sich in seinem Luxus sicher fühlen könnte. Das ist in vielen Regionen der Welt aber nicht mehr der Fall. *Homo consumens* braucht eine Privatpolizei, wenn er in einer verarmten Umwelt lebt, die nach dem Luxus giert, den er sich verschafft hat. Wenn sein Auto an einer Ampel stehen bleibt, muss er dafür sorgen, dass alle Türen verriegelt sind, weil sonst ein Räuber zugreifen könnte. Wenn er aussteigt, muss er aus dem Augenwinkel schauen, ob der Wachmann an seinem Platz steht und nichts Verdächtiges sichtbar ist.

Es ist falsch, die manische Abwehr als rein psychische Struktur zu sehen und den Individuen einen Mangel an Einsicht darüber zuzuschreiben, auf was sie sich da eingelassen haben. Die Waren und die Prozesse ihrer Vermarktung haben den Menschen zu einem Pendel gemacht, das im Takt eines unsichtbaren Räderwerks schwingt. Das ist ganz allmählich geschehen, jede einzelne Veränderung war nur ein kleiner

Schritt. Der ganze Prozess erinnert an das berüchtigte Experiment mit dem gekochten Frosch: Setzt man ihn in heißes Wasser, springt er sofort heraus. Erhitzt man aber das Wasser ganz allmählich, kann er den Zeitpunkt nicht mehr finden, an dem es ihn das Leben kostet zuzuwarten.

Teil III

RESSOURCEN AUFSPÜREN, UMDENKEN

8
Psychodynamik und Psychotherapie

Meine erste Begegnung mit einer depressiven Patientin: Ich war als Praktikant der Psychologie in einer Klinik und wurde vom Oberarzt zu einer älteren Frau geschickt. Diese habe psychische Probleme. Sie lag sichtlich bedrückt und apathisch in ihrem Bett. Ich stellte mich vor und fragte, was ich für sie tun könne. »Ich brauche wieder Lebenskraft«, sagte sie matt. »Ich möchte, dass Sie mir mehr Lebenskraft geben!«

Ich hatte keine Ahnung, wie ich das anstellen sollte, traute mir aber auch nicht zu, sie zu fragen, was es denn mit dem Schwinden ihrer Lebenskraft auf sich habe. Dann ärgerte ich mich über den Oberarzt, der ihr den psychologischen Mitarbeiter womöglich als Händler in Lebenskraft dargestellt hatte, und unterdrückte den Impuls, ihr zu sagen: Mehr Lebenskraft hätte ich auch gerne! Denn auch ich fühlte mich in dieser Klinik nutzlos, ohne eigene Rolle, ohne Raum und mit Wissen im Kopf, das mir nichts nützte.

Warum ist mir die Szene in Erinnerung geblieben? Vielleicht, weil sie auch meine erste Begegnung mit einer emotionalen Reaktion war, welche die Gefühle im Kontaktangebot der Kranken an Heftigkeit übertraf; später lernte ich, dass man solche Affekte »Gegenübertragung« nennt.

Jedenfalls war ich beeindruckt und abgeschreckt. Ich fühlte

mich ohnmächtig, hatte ich doch keine Lebenskraft dabei, die ich hätte abgeben können, im Gegenteil.

Es gehörte zu den Ärgernissen der Rolle des psychologischen Praktikanten,[41] dass der medizinische Betrieb keine Rücksicht auf seine Termine nahm. Diesmal war ich erleichtert, als die Kranke in ihrem Bett aus dem Zimmer zu einer Untersuchung gerollt wurde. Ich habe mich bei ihr nicht mehr gemeldet und von ihrem Bericht nur so viel in Erinnerung, dass ihr Mann schon seit geraumer Zeit verstorben war und ihr einziger Sohn den Kontakt zu ihm nicht pflegte.

Ich hatte die Klage über den Energiemangel als Ausdruck eines schicksalshaften, psychologisch unveränderlichen Zustandes erlebt. Ich sollte ein passives Bedürfnis nach mehr seelischer Kraft, nach mehr glücklichen und guten Gefühlen erfüllen. Ich versuchte gar nicht, die Patientin zu der Frage zu führen, wie sie sich selbst aus dem Sumpf befreien könne, in den sie geraten war. Gut, dass ich keine Medikamente verordnen konnte; ich hätte es wohl bedenkenlos getan.

In dieser Szene lassen sich die Kontaktvermeidung und der Konsumpakt erkennen, der den Umgang mit Depressiven prägt. Die Patientin zeigt, was Karen Horney als »neurotisches Liebesbedürfnis« beschrieben hat. Sie ist überzeugt, dass ihr Mangel an Lebenskraft darin wurzelt, dass ihr Sohn sich nicht so um sie kümmert, wie sie sich das wünscht. Ihre Klage bringt den unerfahrenen Helfer in eine Sackgasse. Er verliert seine forschende Haltung und glaubt nun auch, dass der Kranken etwas fehlte, was er ihr geben sollte, aber selbst nicht hat.

Die Konsumgesellschaft gibt den Takt vor. Ein Mangel an jenem Sinn, den Hunger und Tätigkeit spenden können, wird nicht erforscht. Die Szene wird durch eine orale Regression (und durch deren Abwehr) geprägt: Die Kranke wünschte sich eine seelische Infusion, der Helfer erlebt sie als Vampir und ergreift die Flucht. In dieser Flucht wiederholt sich eine wichtige, aber auch für den Narzissmus bzw. die manische Abwehr der Kranken schwer verdauliche Szene, die Flucht ihres Sohnes vor der Mutter.

Sie bräuchte Zeit, Geduld, einen ungestörten Raum, Vertrauen zu dem Psychologen, um herauszufinden, wo ihre Lebenskraft geblieben ist und wie viel davon sie in der Abwehr der Einsicht verbraucht, dass Beziehungen, die sie einmal kontrollieren konnte und in die sie hohe Erwartungen setzte, sich verändern können. Der Psychologe umgekehrt bräuchte ebenfalls Zeit, Geduld, den geschützten Raum und das Selbstvertrauen, dass es möglich ist, Kränkungen zu verarbeiten und in Aktivität zurückzufinden.

Diese Bedingungen konnte ich damals nicht schaffen, weder in mir selbst noch in der Klinik, in die ich gekommen war. Aus meinem Versagen wird ein wichtiges Problem der Depressionsbehandlung deutlich. Sie ist ein Beispiel für ein Dilemma, das zuerst Niccolò Machiavelli[42] beschrieben hat: Solange Störungen – sei es im menschlichen Organismus, sei es im Staat – noch gut zu behandeln wären, sind sie schwer erkennbar. Wenn aber niemand mehr umhinkann, das Problem zu sehen, ist es schwer zu beheben, vielleicht sogar unheilbar.

Ist jemand in der Lage zu bemerken, dass seine Kränkungsverarbeitung überlastet ist und er etwas ändern sollte, hat er noch Energie übrig, um sich neu zu orientieren. Falls er also erkennt, dass er Enttäuschungen lieber durch Rückzug und durch Wendung gegen sich selbst verarbeitet als durch Tätigkeit und Einsicht in unrealistische Erwartungen, kann er diesen Weg aufgeben und einen anderen einschlagen. Aber die manische Abwehr hat ihre eigenen Mechanismen, um solche Erkenntnisse zu trüben und das Umdenken aufzuschieben.

Ein depressiver Patient erkrankte manifest, als seine Partnerin eine Fehlgeburt hatte. Während sie möglichst schnell wieder schwanger werden wollte, war er von einer Mischung aus Selbstzweifeln und Kritik an der erotischen Attraktivität und Aktivität seiner Partnerin gelähmt. Er zählte seine eigenen und ihre Mängel auf, wie empfindliche Haut, Heuschnupfen, Krampfadern und war überzeugt, dass ein gemeinsames Kind all diese Defekte erben werde. Er sei dann ewig an eine Frau gebunden, die vielleicht nicht die Richtige sei, zum Unglück verurteilt.

Dieser Mann war der Sohn einer Frau, die in ihrer Ehe unglücklich war und sich von ihrem Partner, einem soldatisch geprägten und im Krieg traumatisierten Handwerker, nicht verstanden fühlte. Sie entwertete den Vater, seine sexuellen Ansprüche, seine Unzugänglichkeit für Kritik; der Patient wollte die Mutter für ihr Leiden entschädigen und wurde ein sehr braves Kind mit vielen Allergien. Aktive sexuelle Wünsche waren in seinem Erleben tabuisiert, er war auf das Begehren seiner Partnerin angewiesen, um nicht Angst zu haben, er sei ein böser, fordernder Mann wie sein Vater. Die Fehlgeburt kränkte ihn zutiefst; er konnte seine Frau nicht trösten, weil er selber Trost brauchte, das aber nicht offen sagen konnte.

Dieser Kranke hatte noch so viel Kraft übrig, um sich für seinen Zusammenbruch zu interessieren und das Angebot einer medikamentösen Behandlung, das ihm gemacht wurde, infrage zu stellen. Er verstand den Zusammenhang zwischen seinen frühen Identifizierungen, der Entwertung seines Vaters und seinen gegenwärtigen Vermeidungshaltungen. Er konnte sein Verhalten gegenüber seiner Frau verändern, worauf auch sie sich veränderte und die Beziehung wieder zu ihrer früheren Innigkeit zurückfand.

Die »Kombination« von Medikament und Psychotherapie

In Lehrbüchern steht heute vielfach, dass eine psychotherapeutische Intervention die Behandlung der Wahl bei mittelschweren Depressionen sei. Oft steht auch noch dabei, dass diese Behandlung mit Medikamenten »kombiniert« werden solle.

Dafür eignen sich besonders jene Formen einer Psychotherapie, die sich auf Übungen beschränken und sich nicht für die psychische Dynamik der Depression interessieren. Sie setzen auf konsequenten Stopp aller depressiven Gedanken, der methodisch eingeübt und in Fragebögen, die in jeder Sitzung ausgefüllt werden müssen, kontrolliert werden soll.

Dieses Vorgehen passt zu der medikamentösen Behandlung, die ebenso davon ausgeht, dass die Depression nicht etwa einen lebensgeschichtlichen Sinn hat, sondern auf einer Stoffwechselstörung beruht. Es geht dann nicht um die Bedeutung der Vorgeschichte und die Hintergründe eines Zusammenbruchs, sondern um ein Training gegen schwermütige

Fantasien. Das fügt sich in die Ideologie einer organischen Erklärung der Depression.

Die dynamische Auffassung hingegen müsste eigentlich die medikamentöse Versorgung kritisieren und sich zu ihr in Widerspruch setzen. Aber das ist aus verschiedenen Gründen nicht ganz einfach. Es ist oft nicht leicht – das Beispiel der Kranken, die sich »mehr Lebenskraft« wünscht, beleuchtet das –, einem leidenden Menschen Versorgungswünsche nicht zu erfüllen, sondern ihn zu bewegen, sich mit seiner Geschichte auseinanderzusetzen.

In einer Intervisionsgruppe habe ich einmal den Wutanfall eines ärztlichen Kollegen erlebt, der Psychiater und Psychoanalytiker ist. Er lehnte es konsequent ab, Patienten mit Medikamenten zu versorgen, sobald er sie in Analyse genommen hatte. Sein Zorn rührte daher, dass ein Depressiver in einer schwierigen Phase der Behandlung zu einem organisch denkenden Kollegen gegangen war und sich von diesem mit Medikamenten (und einem abschätzigen Urteil über den Erfolg der Psychotherapie) versorgen ließ.

Jeder von uns kann nur so viel Einsicht zulassen, wie sich mit seinem Selbstgefühl verträgt. Das Angebot der Medikamente ist nun einmal da, Therapeuten können es nicht aus der Welt schaffen, auch wenn sie überzeugt sind, dass es ein falscher Weg ist. Viele Psychopharmaka machen süchtig, vor allem die beliebten Tranquilizer aus der großen Gruppe der Benzodiazepine (z.B. Librium, Valium, Limbatril, Tavor). Anders als die üblichen Antidepressiva wirken Benzodiazepine sehr schnell und für die meisten Menschen angenehm. Die einsetzende Toleranz kann dazu führen, dass nach kurzer Zeit die bisherige Dosis nicht mehr so hilfreich ist wie anfänglich. Dann droht die Gefahr einer Selbstmedikation, die Betroffenen steigern eigenmächtig die Dosis und verstärken dadurch ihre Abhängigkeit.

Da diese Mittel die Muskeln entspannen und oft auch eine gewisse Gleichgültigkeit induzieren, ist die Unfallgefahr unter dem Einfluss von Benzodiazepinen erhöht. So ist das Risiko von Oberschenkelhalsbrüchen bei älteren Patienten, die Benzodiazepine eingenommen haben, ungefähr doppelt so hoch wie bei Gleichaltrigen, die ohne solche Medikamente auskommen.[43]

Rund zwei Drittel bis drei Viertel aller Fälle von Medikamentensucht, die bekannt werden, betreffen die Benzodiazepine. Die Abhängigkeit von diesen Stoffen kann sich auch bei normaler Dosierung bereits in einigen Wochen einstellen. Man schätzt, dass 10 Prozent der männlichen und 14 Prozent der weiblichen 70-Jährigen abhängig sind. In Alten- und Altenpflegeheimen sind Psychopharmaka die mit Abstand am häufigsten verschriebene Medikamentengruppe (65 Prozent gegenüber z. B. 35 Prozent Herzmittel). Jeder zweite Bewohner konsumiert ein solches Mittel.

Typische Einbrüche der manischen Abwehr

Die manische Abwehr lässt sich mit der Krone eines tropischen Baumes vergleichen: Sie wächst nach allen Richtungen und braucht Stützen, wie der Banyan aus seinen weitausgreifenden Ästen Wurzeln in den Boden senkt, die sich zu neuen Stämmen entwickeln und der Krone Halt geben. Die wichtigsten Stützen sind in der modernen Gesellschaft beruflicher Erfolg und gute Beziehungen zu anderen Menschen.

Wenn zu viele dieser Stützen wegbrechen, machen sich Ängste und/oder Depressionen bemerkbar. Erst eine Untersuchung der narzisstischen Strukturen klärt, weshalb manche Menschen eine berufliche oder private Niederlage besser verkraften als andere. Sie haben mehr Stützen, die einen Einbruch verhindern und den Mangel erst einmal kompensieren. Wer arbeitslos wird, aber die frei gewordene Zeit nutzt, seinen Garten zu bestellen, der kann den Einbruch verarbeiten. Wer hingegen in seinem Privatleben verarmt ist, wenig Freunde, keine Familie, keine Hobbys hat, der ist gefährdet.

Die tragenden Strukturen des Selbstgefühls sind nicht bewusst. Da in dem Selbstbild des Erwachsenen Abhängigkeit eher verdrängt und entwertet wird, wollen Depressionsgefährdete oft nicht wahrhaben, dass ihnen eine Beziehung, ein Freund, eine Anerkennung wirklich fehlt. »Andere brechen doch auch nicht gleich zusammen! Natürlich war das schwierig, aber früher hat mir so was nichts ausgemacht!«

Eine typische Karriere ist heute in aufsteigenden Klassen organisiert. Das beginnt mit der Schule. Von der ersten bis zur letzten Klasse üben wir die Erwartung ein, von Stufe zu Stufe besser gerüstet zu werden. In der Angestellten- oder Beamtenlaufbahn steigen wir von Gehaltsklasse zu Gehaltsklasse auf.

Diese Struktur ist zum Leitbild geworden. Selbst in handwerklichen oder pflegenden Berufen sind bisher geschlossene berufliche »Decken« aufgebrochen worden, um motivierten und fähigen Praktikerinnen und Praktikern den Aufstieg in ein Studium zu ermöglichen.

Die seelischen Kosten dieses Systems sind hoch. Auf der einen Seite setzt es Kreativität frei und befreit von drückenden Einschränkungen. Auf der anderen Seite spaltet sich die Gesellschaft in die Voranschreitenden und die Zurückbleibenden. Irgendwann müssen sich die meisten Menschen mit einem Missverhältnis zwischen ihren Erwartungen und der Wirklichkeit auseinandersetzen. Wer wenig beruflichen Ehrgeiz hat und froh ist, wenn er genügend Geld verdient, um davon leben zu können, bleibt von vielen narzisstischen Problemen verschont. Jene Personen aber, die mit hohem Einsatz, aber ungenügendem Erfolg ihr Selbstgefühl auf die berufliche Karte setzen, werden von ihnen heimgesucht.

Ist man ehrgeizig in sein Berufsleben aufgebrochen und hat nichts falsch gemacht, wird man eine Zeit lang erfolgreich sein und aufsteigen. Man hat sich Qualifikationen erworben, die gefragt sind, hat den einen oder anderen Paten gefunden, der Türen öffnet.

Der Neuankömmling ist ein unbeschriebenes Blatt, er nimmt niemandem etwas weg. Wenn er dann aber einen Platz erobert, ein Stück Karriere zurückgelegt, Substanz und Macht gewonnen hat, wird es viel schwieriger, weiter aufzusteigen. Die Konkurrenz ist heftiger, die Menschen werden rar, die helfen oder etwas hergeben, ohne im Gegenzug mehr zu erwarten, als er bereit ist zu leisten.

Irgendwann erleben fast alle Menschen, die in einem Karriere- und Konkurrenzsystem funktionieren, dass jemand sie überholt. Das ist eine Situation, auf die unser Narzissmus nicht vorbereitet ist. Er hat uns angekündigt, dass es immer aufwärtsgeht. Wenn wir noch nicht weiter sind, liegt es daran, dass wir jung sind. Aber wir werden wachsen, und im Alter wird sich unsere Größe verwirklichen.

Wenn an einem karrierefixierten Menschen jemand vorbeizieht, der deutlich jünger ist, dann kränkt das tief. Schleunigst werden Erklärungen gesucht. Sie entschuldigen das Ich. Der Rivale hat sich rücksichtslos und unmoralisch vorgedrängt, er hatte bessere Beziehungen und so weiter.

Befriedigende Beziehungen zu einem Partner, zu Freunden und Kindern festigen das menschliche Selbstgefühl vermutlich besser als ein Spitzengehalt und ein Dienstwagen mit zwölf Zylindern. Aber die Gier, die seit Eva und Adam in uns wohnt, flüstert doch mit der Stimme der Schlange: Warum nicht alles zusammen, Gehalt, Luxus, eine schönere Frau, einen attraktiveren Mann, gelungenere Kinder?

Je grandioser die Ansprüche, je weniger tragfähig die Stützen, desto wahrscheinlicher ist ein Zusammenbruch des Selbstgefühls.

Wenn ich etwas nicht bekomme – in der Arbeitswelt beispielsweise eine Gehaltserhöhung oder eine Beförderung, die mir subjektiv zusteht –, dann hängt meine künftige seelische Stabilität davon ab, ob ich genügend Abstand von den Versuchen meiner narzisstischen Strukturen halten kann, diese Kränkung zu leugnen, sie quasi manisch abzuwehren. Dann würde ich mir selbst weismachen, dass ich perfekt bin, aber die Verantwortlichen für meine Kränkung entweder neidisch auf meine Vollkommenheit sind oder aber schlechthin zu blöde, um sie zu erkennen.

Eine solche Abwehr der Kränkung entlastet kurzfristig das Ich. Sie blockiert aber die schöpferische Verarbeitung und die

Reifung des Narzissmus. Sie »schützt« mich davor, mich mit der Realität auseinanderzusetzen. Die Gefahr wächst, dass mir irgendwann die Abwehrkräfte ausgehen und ich aus dem manischen Gefühl in die depressive Krise kippe.

Eine kreative Verarbeitung wird nur möglich, wenn ich die Kränkung zulasse und beginne, meine Situation zu erforschen. Es schützt vor Depressionen, angemessen auf Kränkungen zu reagieren und die eigenen Erwartungen neu zu ordnen.

Ich bin nicht über alle Zweifel erhaben, aber ich bin gut genug für eine Beförderung; woran liegt es also, dass nicht ich befördert wurde, sondern jemand anderer? Was sind die Kriterien gewesen – waren es Leistungsnachweise, Dienstjahre, Beziehungen, Vorurteile?

Ich bin zwar nicht befördert worden, aber ich werde jetzt herausfinden, woran es liegt, dass sich meine Erwartungen nicht erfüllt haben. Es soll mir nicht noch einmal passieren, dass ich Zeit und Kraft vergeude, indem ich mit etwas rechne, was dann doch nicht eintritt. Ich werde lernen, meine Erwartungen anders zu gestalten.

Wir können das menschliche Leben als einen Prozess verstehen, in dem ständig seelische Belastungen verarbeitet werden müssen. Die moderne Gesellschaft ragt in ihren Unüberschaubarkeiten so weit über das Individuum hinaus, dass dieses niemals alle möglichen Gefahren vorwegnehmen und Vor-Sorgen treffen kann. Dennoch gelingt es dem Menschen häufig, sorglos zu sein, den Augenblick zu genießen, in den Tag hinein zu leben.

Wenn wir Menschen von der Straße holen und mit den Mitteln der modernen Medizin untersuchen, werden wir viele der Befunde an Wirbelsäule, Gelenken oder im Stoffwechsel finden, über die Patienten in die Arztpraxen klagen. Auch gesunde Menschen haben jeden Tag ein halbes Dutzend Missempfindungen. Aber sie machen daraus keine Krankheit oder suchen einen Arzt auf, der das für sie erledigt.

Wie können wir solche Unterschiede verstehen? Die menschlichen Fähigkeiten, negative Reize zu verarbeiten, sind nicht nur sehr unterschiedlich, sondern auch ein Gruppenprozess. Wenn meine soziale Umgebung mir eine Krankenrolle nahelegt, fühle ich mich krank – und umgekehrt. Jeder muss sein Bündel an Kränkungen tragen. Wer ist schon das von den Eltern geliebte Kind, das die Rivalität mit den Geschwistern siegreich besteht, in der Schule stets mit seinen Erfolgen zufrieden ist, in Sport und Musik glänzen kann, im Beruf einen Erfolg an den anderen reiht, zwischen attraktiven Sexualpartnern wählt, in den eigenen Kindern die nicht selbst gelebten Träume verwirklicht sieht und in Gesundheit altert, von allen verehrt, als Ratgeber gesucht?

Nein, in der Regel ist das Leben ein dauernder Test unserer Fähigkeit, Kränkungen zu verarbeiten. Ein sehr wichtiges Hilfsmittel ist die Verdrängung. Das hört sich befremdlich an. Manchmal wird die Verdrängung als krankhaftes beziehungsweise krankmachendes Geschehen dargestellt. Aber sie ist sehr heilsam, wenn es darum geht, die Sorge zu begrenzen, die sich auf künftige oder vergangene Gefahren richtet, gegen die gegenwärtig nichts unternommen werden kann. Zum Problem werden Verdrängungen erst, wenn sie den Organismus hindern, seine Fähigkeiten zur Reizverarbeitung zu üben.

Nach einem seelischen Schock ist der Verdrängungsmechanismus oft gestört. Die Folgen sind für die Betroffenen qualvoll. Sie können nicht aufhören, an ihre Verletzungen zu denken, von ihnen zu sprechen, auch wenn sie auf diese Weise in soziale Isolation geraten und an sich verzweifeln, weil sie sich und andere mit etwas beschäftigen müssen, was sie lieber vergessen würden.

Deutung und Konfrontation

Ein Therapeut sollte zwei Künste beherrschen. Die erste ist die Kunst der Deutung, durch die Verdrängungen aufgehoben, unbewusste Inhalte bewusst gemacht und innere Räume für neue Einsichten gewonnen werden. Die zweite ist die Kunst der Konfrontation, durch die Menschen lernen sollen, die Realität so anzunehmen, wie sie ist, und ihre Aktivitäten auf das zu richten, was sie tatsächlich erreichen können. Es wäre zu kurz gegriffen, die Konfrontation mit dem Aufbau von Verdrängungen zu identifizieren, um sozusagen eine Symmetrie gegenüber der Deutung herzustellen. Aber zweifellos geht es in der Konfrontation darum, Entscheidungen der Patienten zu fördern, die dem therapeutischen Prozess nützen – und sich denen in den Weg zu stellen, die ihm schaden.

Konfrontation ist auch die Kunst, dem Patienten möglichst viele Kränkungen, Verletzungen und Einschränkungen zu ersparen, indem seine Fähigkeiten gestärkt werden, die Wirklichkeit so ins Auge zu fassen, wie sie ist – und nicht so, wie die manische Abwehr sie haben möchte. Das Ergebnis einer gelingenden Kränkungsverarbeitung ist, dass sich ein Mensch der Angst stellt, verletzt zu werden. Die Stelle, auf die ich mich beworben habe, ist mit einem anderen besetzt worden. Das ist schade, aber morgen werde ich den nächsten Versuch starten.

Wenn ich nach einer Zurückweisung depressiv werde oder eine körperliche Krankheit entwickle, habe ich die Kränkung nicht verarbeitet. Sie bedrückt und beeinträchtigt mich nach wie vor, aber ich weiß nichts mehr von ihr. Dieser Modus einer Verarbeitung wird meist »neurotisch« genannt. In solchen Fällen ist es hilfreich, die Bedeutung der Symptome zusammen mit dem Patienten herauszufinden.

Wenn ich mich aber betrinke und bei der Person anrufe, die mich abgewiesen hat, sie beschimpfe, gar plane, die Reifen ihres Autos zu zerstechen oder ihr Haus anzuzünden, zeige ich ebenfalls, dass ich die Kränkung durch die Zurückweisung nicht verarbeitet habe. Aber diese Kränkung ist mir nur allzu bewusst. Ich verspüre den Wunsch, mich zu rächen oder sie ungeschehen zu machen. Solche Modi tragen Etiketten wie »narzisstische Störung« oder »Borderline-Syndrom«.

Hier wird die manische Abwehr durch Rachefantasien und im Extremfall dissoziales Verhalten verteidigt. Die Kränkung wird nicht verdrängt, sondern projiziert (die Widerspenstige *wollte* mich so wütend machen, wie ich jetzt bin, daher muss sie bestraft werden!), sie wird in Aktionen ausgedrückt. Hier sind Fragen hilfreich, welche zugleich deutend und konfrontierend in diese aktuelle Dynamik eindringen. Dann kann die gefährliche Dynamik geordnet werden.

Wie kommt es, dass ich in dieser Weise mit etwas meine nicht fertigwerden zu können, das doch zum Leben gehört? Warum bin ich so wütend? Nehme ich mir denn nie die Freiheit heraus, ein Angebot abzuweisen? Ist es vielleicht so, dass ich unwiderstehlich sein möchte, weil ich mich im Grunde für unausstehlich halte? Und verschlechtere ich meine Chancen dadurch, dass ich sofort maximalen Druck mache, sofort alles ganz klar und sicher haben will, dass ich nichts offenlassen kann, nicht spiele, keinen Raum gebe?

In der Deutung steckt oft auch eine Konfrontation: Ich begegne, wenn sie zutrifft, einem bisher unbewussten Teil meiner selbst. Umgekehrt enthält die Konfrontation oft den Versuch, Erlebnisse anders zu deuten. Deutungen richten sich auf die innere Realität des Klienten und greifen äußeres Material – etwa Traumbilder oder Erlebnisse in Beziehungen – auf, um diese zu illustrieren. Was der Klient dann mit diesem Mehr an Wissen über sein Unbewusstes macht, bleibt ihm überlassen. Konfrontationen sind demgegenüber immer auch Versuche, den Klienten darin zu unterstützen, die Realität zu bewältigen. Der Therapeut versucht, ihn angesichts von Kränkungen zu entlasten, ihn vor übereilten, gefährlichen Aktionen zu schützen und für künftige Kränkungen zu wappnen.

Auch in einem konfrontativen Vorgehen ist es das Ziel, dem Klienten möglichst viel Wissen über seine Geschichte und seine spezifischen Formen der Erlebnisverarbeitung zu vermitteln. Er soll verstehen, was ihn früher in welcher Weise verletzt hat und welche Einschränkungen in seinem Erleben und in seinem Umgang mit der Welt die Folge waren. So gewappnet, wird er vielleicht in der nächsten Kränkungskrise weniger zerstörerisch reagieren.

Ein relativ einfaches Modell der Konfrontation ist die von Carl Rogers entwickelte »nichtdirektive« Therapie. Hier sucht der Therapeut einerseits durch Einfühlung und Wertschätzung des Klienten diesem die Sicherheit zu geben, dass er in der Therapiesituation Halt findet und nicht erneut gekränkt werden wird. Auf der anderen Seite spiegelt er ihm den emotionalen Gehalt seiner Äußerungen und konfrontiert ihn auf diese Weise mit seinen Gefühlen, welche die meisten Gekränkten kaum wahrnehmen, da sie ja vor allem anderen auf ein Entgegenkommen der Außenwelt warten. (Der gekränkte Liebhaber wird fast nur über die Spröde, über ihr Verhalten, über seine Anstrengungen, sie zu überzeugen, sprechen; er wird sich selbst vor lauter Fixierung auf die Geliebte nicht wahrnehmen.)

Eine Heilung durch Konfrontation schildert J.R.R. Tolkien in der Trilogie *Der Herr der Ringe*. Der König von Rohan, Theoden, einst ein starker, stolzer Mann und furchtloser Kämpfer, ist durch die Einflüsterungen eines Ratgebers in eine Depression versunken. Je tiefer er an Mut und Ehre sinkt, desto mehr klammert er sich an diesen Ratgeber und verbannt sogar seinen ihm treu ergebenen Neffen, der sich diesem Sprecher des Bösen, Grima Schlangenzunge, widersetzt.

Dieses Detail ist gut beobachtet. Traumatisierte Menschen klammern sich oft an Personen, die ihnen nicht guttun. Sie sind in ihrer Zuversicht und in ihrem Glauben an sich so geschwächt, dass sie sich von Ratgebern bedroht fühlen, die ihnen etwas zutrauen. Ähnlich handeln Frauen, die von ihren Partnern misshandelt werden: sie fühlen sich von wohlmeinenden Helferinnen, die sie auffordern, sich von einem sadistischen Mann zu befreien, überfordert und entwertet.

Der König ist durch die Einflüsterungen überzeugt, dass er alt und hinfällig ist, dass er das Schwert nicht mehr führen kann – in der Tat hat es ihm Grima weggenommen und verborgen –, sondern eine Krücke benötigt, dass er frische Luft nicht verträgt und keinen Kampf mehr riskieren kann. So ist er gebeugt, als wäre er ein Zwerg. Entsprechend verängstigt und verzweifelt sind seine Gedanken. Gandalf heilt den König in einem ersten Schritt, indem er Grima zum Schweigen bringt und den König bewegt, aufzustehen und aus der Halle, die er in jüngster Zeit nie mehr verlassen hat, ins Freie zu gehen.

Dann bewegt er Theoden dazu, die Krücke wegzuwerfen. Der König »richtete sich auf, langsam, wie ein Mann, der steif geworden ist, nachdem er sich lange über eine mühselige Arbeit gebeugt hatte. ›Dunkel waren meine Träume in letzter Zeit‹, sagte er, ›aber ich fühle mich wie neu belebt. Jetzt wünsche ich, Ihr wäret früher gekommen, Gandalf. Denn ich fürchte, Ihr seid schon zu spät gekommen und werdet nur die letzten Tage meines Hauses sehen.‹«[44]

Die Heilung verläuft in Etappen. Immer wieder verliert sich Theoden in seine Depression. »Oh weh!«, sagte er, »Dass diese schlimmen Tage meine sein müssen und in meinem Alter kommen statt des Friedens, den ich verdient habe … Die Jungen gehen dahin, und die Alten bleiben, verdorrend.« Er umklammerte die Knie mit seinen runzligen Händen.

»Eure Finger würden sich ihrer alten Kraft besser erinnern, wenn sie einen Schwertgriff packten«, sagte Gandalf.

Später nimmt Theoden tatsächlich ein Schwert. »Als seine Finger den Griff umschlossen, schien es den Umstehenden, dass Festigkeit und Kraft in seinen schwachen Arm zurückkehrten. Plötzlich hob er die Klinge und schwang sie, dass sie in der Luft schimmerte und pfiff.«

Tolkien lässt in seiner Schilderung den Unterschied zwischen Magie und Psychotherapie verschwimmen, ganz ähnlich wie in der Figur Gandalfs, des Zauberers, der meist keine andere Macht ausübt, als anderen zuzutrauen, dass sie guter Taten fähig sind.

Eine Therapie soll den Klienten helfen, ihre Kränkungsverarbeitung zu regenerieren, ihre Aktivität zu steigern, ihre verborgenen Ressourcen wiederzufinden. Sie müssen beginnen, trotz ihres Selbstzweifels und der Fantasie des Scheiterns zu handeln. Im Handeln steigert sich die Zuversicht, während sie im Warten auf bessere Stimmung schwindet. Nun weiß der Depressive in der Regel recht gut, dass es besser wäre, aufzustehen und aktiv zu werden. Er vermisst nur die Kraft dazu. Alle im traditionellen moralischen Zuspruch vertrauten Forderungen, sich mehr anzustrengen, den Willen anzuspannen und sich zusammenzureißen, holen ihn nicht aus seiner Lähmung, sondern vertiefen seine Schuldgefühle und damit seine Erschöpfung.

Gandalf macht dem König keine Vorhaltungen, in denen nicht auch ein Stück Anerkennung und Erinnerung an frühere Tugend und Größe steckt. Er sagt beispielsweise, dass der König seine alte Kraft noch besitze, sie aber nicht mehr erinnere, dass die Höflichkeit in seiner Halle früher großartig gewesen sei und jetzt nachgelassen habe, dass er keine Krücke brauchte, um zu gehen. Vor allem aber erzählt er eine Geschichte, welche Handlungsmöglichkeiten erschließt. Sie ersetzt die Mischung aus Lähmung und falschem Frieden durch riskante Zuversicht. Der König soll sich seinen Aufgaben stellen; ob er Erfolg haben wird, bleibt ungewiss.

In therapeutischen Konfrontationen ist es ähnlich wichtig, den falschen Ratgeber aufzudecken, dem eine Störung der Kränkungsverarbeitung geschuldet ist. Das ist nicht immer so einfach wie bei Theoden, zu dessen Füßen Schlangenzunge sitzt und ihm einredet, dass er hinfällig und ängstlich sei, um ihn den Feinden Rohans auszuliefern.

Die Konsumgesellschaft hat zahlreiche Klischees entwickelt, die solchen bösen Einflüsterungen gleichen. Wo ein Mangel erlebt wird, genügt es nicht, tätig zu werden und ihn so erst einmal geistig, vielleicht auch durch Erfolg der Aktion zu überwinden, nein, dem Ich *fehlt* etwas, das ihm *von außen gegeben werden* sollte!

Sehr häufig wissen kranke Menschen gar nicht mehr, wessen Einflüsterungen sie folgen, wenn sie sich selbst unterschätzen und das vertraute Übel dem unbekannten Gut vorziehen. Es ist notwendig, erst einmal herauszufinden, wer oder was sie derart entmutigt hat, aus welchen Gründen sie den selbstschädigenden Stolz entwickeln mussten, der sie jetzt behindert.

Solche Ratgeber können Eltern gewesen sein, welche das expansive Selbstgefühl eines Kindes »gebrochen« haben, Geschwister, Kameraden in der Schule, Kollegen und Vorgesetzte.

Ist es dann gelungen herauszufinden, welche Ratgeberstimmen aus der Lebensgeschichte der Kranken gespeichert sind, können wir Möglichkeiten finden, diese Stimmen zu verstärken und sie der bewussten Kritik des Kranken auszusetzen. So wird er sich von ihnen distanzieren und neue Kraft finden.

Deutungen versuchen, den unbewussten Hintergrund von Erlebnissen aufzudecken und dadurch die innere Freiheit einer Person zu vergrößern; Konfrontationen hingegen erschließen neue Handlungsmöglichkeiten und benennen Vermeidungen. Sie gehen von einem Modell dessen aus, was Menschen tun *können*; eine häufige rhetorische Figur ist beispielsweise die Unterscheidung zwischen »können« und »wollen«. Eine Patientin sagt: »Ich kann einfach nicht mehr in mein Ferienhaus gehen!« Der Therapeut antwortet: »Sie *können* natürlich dorthin gehen, schließlich sind Sie nicht eingesperrt. Sie glauben nur, dass Sie es nicht ertragen. Je weniger Sie sich von der Angst beeindrucken lassen, desto geringere Macht wird sie über Sie gewinnen!«

Jede Konfrontation hat einen Deutungsaspekt und jede Deutung einen Aspekt der Konfrontation. Wenn ich konfrontiere, deute ich sozusagen für den Klienten eine Möglichkeit in der Realität, die er nicht wahrnimmt oder sich nicht zutraut, die aber seine Entwicklung fördern würde. Wenn ich deute, konfrontiere ich den Klienten mit etwas Unbewusstem. Oft bereitet die Konfrontation der Deutung den Weg und umgekehrt.

Ein Patient gibt sich der (manischen) Fantasie hin, er würde alle wichtigen Termine im Kopf haben. Daher versäumt er immer wieder eine Sitzung. Mit seiner Verweigerung konfrontiert, es sich und mir bequemer zu machen, indem er einen Terminkalender benutzt, kann er die Anregung aufnehmen. Dann ist ein Hindernis der Therapie beseitig.

In den meisten Fällen wird das so glatt aber nicht gehen. Der Patient hängt an seiner Größenfantasie, dass irgendwelche zwanghaften Menschen Notizen brauchen, während er alles Wichtige im Gedächtnis behält. Es nützt auch wenig, ihm aufzuzeigen, dass er sich in diesem Punkt wieder einmal geirrt hat. Seiner Meinung nach war das ein winziger Fehler, vielleicht wurde ihm auch der Termin nicht genau gesagt, und der Zettel, den ihm der Therapeut mit einer Notiz mitgegeben hat, ist leider verloren gegangen.

Es ist ein weiter Weg von der Einsicht des Analytikers zur Einsicht des Patienten und ein noch weiterer Weg von der Einsicht des Patienten zu einer Änderung des Verhaltens. Manchmal nützt neu aufgefundenes Material aus der Lebensgeschichte: Der Patient war durch die Begegnung mit einem dementen Familienangehörigen so schockiert, dass er sich ständig sein ausgezeichnetes Gedächtnis beweisen musste.

Die depressive Ansteckung

Natürlich sind psychische Leiden wie die Depression nicht ansteckend im körperlichen Sinn. Aber es gibt einen Zusammenhang zwischen der Depression der Mutter oder des Vaters und entsprechenden Störungen bei den Kindern. Die gesteigerten Glückserwartungen der Konsumgesellschaft spielen hier eine wichtige Rolle bei der Zunahme psychischer Leiden. Den Erwartungen entspricht ein Leistungsdruck, Liebe und Elternschaft nicht realistisch zu sehen, sondern größte Ansprüche an sie zu richten.

In der Folge sind viele junge Eltern massiv überlastet. Sie reagieren gekränkt auf den narzisstischen Verlust, nicht mehr bewundert und auf Händen getragen zu werden. Verliebte lesen sich Wünsche von den Augen ab; das Baby schreit. Wenn jetzt die Eltern den Humor verlieren, weil es vorbei ist mit dem Augenablesen und klar kommuniziert werden muss, verschlechtert sich das Familienklima dramatisch.

Der typische Vorwurf der Frau lautet, dass der Partner sie nicht unterstützt, dass er weiterschläft, wenn sie aufstehen muss, um das Kind zu stillen. Der typische Vorwurf des Mannes ist, dass die Frau um das Kind herumspringt wie um ein Goldenes Kalb, sich nicht mehr für seine Bedürfnisse interessiert und seinen Beitrag zum Familienleben entwertet.

Kinder wirken oft robust im Durchsetzen ihrer Interessen. Aber sie sind auch empfindlich für das Unglücklichsein der Eltern und unternehmen manchmal verzweifelte Anstrengungen zu helfen. In der Vorgeschichte depressiver Patientinnen und Patienten finden sich häufig Signale für unglückliche Ehen, kranke Väter, überlastete Mütter, heftige Familienkonflikte. Die depressionsgefährdeten Kinder reagieren darauf mit einer Überanpassung. Sie werden brav, manchmal exzessiv brav (wie der Siebenjährige, der nachts aufstand und seine Socken wusch, um die Mutter zu entlasten).

In vielen Fällen erleben diese Kinder die Schule als sehr positiv. Hier gewinnen sie das Gefühl, dass es sich lohnt, brav zu sein, dass Anpassung Erfolg nach sich zieht. Das kann dazu führen, dass sie aufblühen, weil sie jetzt endlich Erfolgserlebnisse haben, während sie in ihren Versuchen, durch mustergültiges Verhalten das Elend und den Kummer der Eltern zu lindern, immer wieder ihr Scheitern verarbeiten mussten.

Das sexuelle Selbstgefühl wird durch die frühe Begegnung mit Eltern, die sich als Mann und Frau nicht würdigen und unterstützen konnten, nachhaltig beeinträchtigt. Einige Beispiele:

Der beruflich tüchtige und erfolgreiche Ingenieur Peter ist inzwischen dreißig Jahre alt. Er hatte noch nie eine feste Beziehung, leidet an Erektionsstörungen und ist überzeugt, dass sich nur unattraktive Frauen für ihn interessieren, die er nicht haben mag, während ihn die attraktiven ablehnen, weil er nicht genug zu bieten hat. Peters Mutter fühlte sich von ihrem Partner, einem ehrgeizigen Unternehmer, im Stich gelassen. Als Peter sechs Jahre alt war, verunglückte sein ältester Bruder tödlich mit einem Motorrad. Peter entwickelte damals eine Reihe von Zwangssymptomen, er betete viel und bat seine Mutter ständig um Aufträge, um ihr Arbeit abzunehmen – sie habe doch zum Vater gesagt, die Arbeit mit den Kindern und ohne Hilfe im Haushalt sei ihr zu viel.

Eva, die Tochter einer unglücklichen, zwanghaft sauberen Hausfrau, hat seit Jahren keine sexuelle Beziehung. Sie lebt in einer erotischen Traumwelt, malt sich eine Beziehung mit einem ihrer Vorgesetzten aus, erlebt Männer, die mit ihr flirten wollen, als hässlich, gierig, absolut selbstbezogen und nicht wirklich an ihr interessiert. Die Mutter der Patientin fühlte sich von ihrer eigenen Mutter abgelehnt und gegenüber den Brüdern zurückgesetzt. Sie wollte mit der eigenen Tochter alles richtig machen und sie als ihre beste Freundin erziehen. Sie sprach mit ihr über ihre Eheprobleme und telefonierte noch während der Studienjahre im Ausland täglich lange mit der Tochter. »Diese Telefonate waren eine Tortur, ich habe sie kaum ausgehalten, aber ich konnte ihr nicht sagen, dass ich meine Ruhe haben will.« Manchmal hatte die Mutter den Vater angeschrien, sie werde sich umbringen, das sei ja kein

Leben, er denke nur an seine Arbeit, seine Karriere. Der Vater sagte dann zur Tochter: »Kümmere dich um sie, du weißt ja, wie sie ist.« Die Patientin fühlte sich durch diesen Auftrag geschmeichelt und überfordert in einem.

Die hochbegabte Universitätslehrerin Ulrike hat eine heimliche Beziehung zu einem verheirateten Kollegen, der sie immer wieder durch Kontaktabbrüche vor den Kopf stößt, sobald er fürchtet, die Kontrolle über die Situation zu verlieren und seine Ehefrau misstrauisch zu machen. Trotz dieser Erlebnisse glaubt sie, dass er sich irgendwann für sie entscheiden wird. Wenn er das Versprechen eines gemeinsamen Wochenende ohne Begründung bricht und tagelang nicht erreichbar ist, fühlt sie sich wertlos und uninteressant. Wenn er dann wieder anruft und sie besuchen will, kann sie nicht widerstehen und glaubt ihm, dass er eigentlich nur sie liebt. Ihre Kindheit war dadurch charakterisiert, dass sie nie etwas wie Wärme und Zuneigung zwischen ihren Eltern erlebte. An ihrem 18. Geburtstag reichte die Mutter die Scheidung ein. Inzwischen erlebt die Patientin den Kontakt zu beiden Eltern als höchst deprimierend und sucht ihn zu vermeiden, so gut es geht. Das liegt daran, dass beide Eltern Ansprüche an ihre Dankbarkeit stellen. Sie hätten etwas gut, denn sie hätten eine grässliche Ehe ihr zuliebe so lange durchgestanden!

Die Näheangst, unter der diese drei skizzierten Personen leiden, hängt mit frühen Blockaden der Aggression zusammen. Zu einer befriedigenden Intimität gehört die Fähigkeit, sich etwas nehmen zu können. Dazu sollte das erotische Gegenüber als interessant, nicht als gefährlich erlebt werden, als Ziel unbefangen geäußerter Wünsche. Gleichzeitig kann Nähe nur riskiert werden, wenn ich an meine Fähigkeit glaube, mich gegen Übergriffe und Ungerechtigkeiten wehren zu können.

Einem braven Kind, das in erster Linie daran denkt, die Bezugsperson zu entlasten und gut zu stimmen, fällt dieses Ringen um einen angemessenen Austausch sehr schwer. Daher werden Beziehungen zu Partnern, die frei sind und Nähe suchen, oft als ausbeutend und langfristig unerträglich erlebt. Die Unsicherheit im Kontakt mit einem »unerreichbaren« Partner mildert diese Gefahr, setzt aber andere Leiden an ihre Stelle. In den Depressionen der Näheängstlichen spiegelt sich die Verzerrung des Lebensgefühls durch die Konsumgesellschaft: Nicht das eigene Begehren, die eigenen Wünsche machen attraktiv, sondern der schlanke Körper, das eindrucksvolle Auto, der interessante Beruf müssten eigentlich dazu führen, dass andere mich lieben, dass sie auf mich zugehen und mich aus dieser Leistungsstarre wecken.

Es ist klar, dass eine enttäuschte, depressive Mutter die spielerische Lust und Neugier ihres Kindes nicht angemessen spiegeln und unterstützen kann. Dieser Mangel wird noch verschärft, wenn das Kind der Mutter helfen möchte. Grundsätzlich gleicht der Versuch, einen verstimmten Menschen aus seinem schwarzen Loch herauszuholen, der Rettung eines Ertrinkenden. Wer nicht wehrhaft bleibt und sich notfalls mit Gewalt verteidigen kann, kann in einen Klammergriff geraten und ein Schicksal teilen, das er verhindern wollte. Das gilt angesichts der schwachen Kräfte des Kindes einer depressiven Mutter ganz besonders. Es gelingt ihm nicht, die Mutter glücklich zu machen, während die Mutter es durchaus bewerkstelligt, ihr Unglück auf das Kind zu übertragen.

Die menschliche Psyche ist in ihren Anfängen besonders verwundbar, aber auch besonders fähig, Beschädigungen auszugleichen. Untersuchungen an vernachlässigten Heimkindern haben gezeigt, dass sich manche Personen sehr viel besser unter seelischen Mangelbedingungen entwickeln können als andere. Diese grobe Statistik muss durch die Psychoanalyse ergänzt werden, wenn wir uns einem Verständnis nähern wollen. Viel zu schnell wird von »Erbanlagen« gesprochen, welche das eine Kind widerstandsfähiger machen. Der komplexen Interaktion zwischen den spezifisch geprägten und prägenden Erwachsenen, einem Kind und seinen Geschwistern wird das nicht gerecht und führt in eine fatalistische Sackgasse.

Wenn die psychische Struktur einer depressiven Mutter in die nach Halt und Orientierung suchende Psyche des Kindes aufgenommen wird, wird das Kind ebenfalls zu Depressionen neigen. Nachlässige Beobachter sehen Erbanlagen am Werk. Etwas sorgfältiger, aber ebenfalls ohne eigentlichen Informationsgewinn wird diese Form seelischer Übertragung von einer Generation auf die nächste als Einfluss auf die Gestalt neuronaler Netze beschrieben. Dieser Vergleich hat für sich, dass er dem technisch durchtränkten Denken entgegenkommt.

Das neuronale Netz ist nicht mehr als eine Metapher. Ob sie wirklich weiterführt, bezweifle ich. Denn wegen seiner Nähe zu Schaltkreis und Verdrahtung unterstellt dieser Vergleich statische Verbindungen, die dem lebenden Gehirn so wenig gerecht werden wie der Psyche.

Wir wissen, dass unser Gedächtnis nicht in der Art der uns bekannten Speichermedien – Schrift, Tonaufnahme, Festplatte, Chip – funktioniert. Im Gegenteil: Die Zellen, die unsere Erinnerungen tragen, arbeiten wie die Menschen in den schriftlosen Kulturen. Es bleibt, was weitererzählt wird. In diesem Erzählen werden Inhalte bearbeitet. Sie verändern sich. Wir erinnern uns an Ereignisse als »wirklich geschehen«, die niemals passiert sind, und erleben umgekehrt Dinge, die wirklich geschehen sind, mit absoluter Überzeugung als niemals passiert.

Merkwürdig genug, wissen die Menschen von dieser Unzuverlässigkeit ihrer Erinnerungen erst, seit es technische Zuverlässigkeiten gibt. Das musste der deutsche Soldat erleben, der völlig überzeugt war, niemals einen russischen Zivilisten erschossen zu haben, bis er seine vergessene Tat auf einem Foto sah.

Wer Kinder aufmerksam beobachtet hat und sich nun vorstellt, wie es sich für ein gesundes, aktives Kind anfühlt, in engem Kontakt mit einem depressiven Elternteil aufzuwachsen, der gewinnt auch Gefühl und Verständnis für das Gewicht, das später auf den depressiv Erkrankten lastet. Aber aus den frühen Belastungen allein lässt sich keine Kausalkette knüpfen. An sich ist der Aufbau jener Abwehrstruktur, die ich in bewusster Überspitzung »manisch« nenne, ein lebenslanger Prozess mit wechselnden Ergebnissen, Einbrüchen und Reparaturen.

In der Tat ist in unserem Erleben die schlichte (aber doch »manische«) Annahme gar nicht präsent, dass in meinem Leben alles glattgeht. Ärgerlich ist die Realität, die keine Rücksicht auf die Erwartungen nimmt, die in meinem Ich wie von selbst entstehen. Die Wirklichkeit stört, durchkreuzt Hoffnungen, lässt gute Vorsätze zerfallen.

In der buddhistischen Praxis, die dem menschlichen Erleben näher kommt als die hierarchischen Religionen um Bibel und Koran, gilt es als der Weisheit letzter Schluss, das Leben vollständig so anzunehmen, wie es kommt, ohne das Böse darin zu vermehren. Einfach ist das nicht. Erleuchtungen verdunkeln sich wieder, die meisten Menschen erleben, wie sich in Schmerz und Angst, in Krankheit und angesichts des Leidens unserer Mitmenschen eigene Sicherheiten auflösen. Die Sicht auf das eigene Leben schwankt: Morgens fühle ich mich zerschlagen, alt, von Krankheiten bedroht; nachmittags habe ich das vergessen und freue mich, dass es jetzt Kaffee und Kuchen gibt. So baut sich ein Fragment manischer Abwehr in einem Mikrozyklus auf und verschwindet wieder über Nacht.

Stimmungsschwankungen zeigen, dass unser Erleben eng mit unbewussten neurochemischen Vorgängen verknüpft ist, die unseren Organismus durch den Tageszyklus steuern. Ärzte verknüpfen sie mit Blutdruck, Hormonausschüttung und Ähnlichem. Das ist eine kühlere Sicht der Dinge als die dämonologische Tradition, in der die bösen Geister der Finsternis mühsam von den guten Geistern der Sonne vertrieben werden. Problematisch werden solche Mythen, wenn uns der Dämonenkundige ein Amulett oder der Arzt ein Medikament verkaufen.

Die klinische Beobachtung lehrt, dass Schwankungen zum Leben gehören. Wer die traurige und ängstliche Stimmung

gelassen durchleidet, dem wird die freudige und optimisti-
sche Stimmung geschenkt. Die gute Laune ist so flüchtig wie
die schlechte; wer sie festhalten will, läuft Gefahr, sie ganz
zu verlieren. Drogenkonsum verspricht, die Hochstimmung
zu steigern, verliert aber bald diese Macht und bringt in Abhängigkeit. Bald führen auch höhere Dosen nicht mehr zu
dem ersehnten Glücksgefühl, sie bekämpfen nur noch den
gefürchteten Zustand eines permanenten Elends.

In der Bewältigung der alltäglichen, harmlosen Verstimmung, in den Lehren, die aus ihr gezogen werden, stecken
vorbeugende Potenziale. Es ist schwierig, sie zu nutzen, weil es
voraussetzt, den Weg zwischen Indolenz und Alarmismus zu
finden. Diese Aufgabe stellt sich, sobald wir uns mit eigenen
Symptomen beschäftigen und darüber nachdenken, ob wir sie
ignorieren, ernst nehmen, zum Arzt oder in die Notaufnahme
tragen sollen.

Die brauchbare Alltagsmaxime lautet: *Ich bin nicht untätig,
weil ich depressiv bin, sondern ich bin depressiv, weil ich untätig
bin.* Sie entspricht einer Strategie der Normalisierung: Auch
wenn ich nicht normal funktioniere, entlastet es mich und
meine Umwelt, *so zu tun, als ob ich es könnte.* Was nicht normal ist, wird so behandelt, als ob es normal wäre. Wenn ich
auf einer Einladung einem Behinderten im Rollstuhl begegne,
belaste ich ihn und mich, wenn ich mein Entsetzen ausdrücke,
dass er gelähmt ist, und ihm sage, ich wüsste nicht, ob ich
mit einem solchen Schicksal fertigwerden könnte. Nicht viel
besser ist es, wenn ich mich mit möglichst weitem Abstand
an ihm vorbeidrücke. Beiden Impulsen begegnet in einem
vernünftigen Umgang die Normalisierung: Ich behandle den

Behinderten, als sei es für ihn ebenso normal, im Rollstuhl zu sitzen, wie für mich, das nicht zu tun.

An dieser Stelle wird auch wieder deutlich, wie eng sich die Gefahr der Depression mit dem Wandel der vom Hunger gesteuerten Kultur der Sammlerinnen und Jäger zu der modernen, von narzisstischen Ängsten gesteuerten Kultur verbindet. Wer Hunger hat, gewinnt einen klaren Auftrag zur Tätigkeit und macht sich auf den Weg, Essbares zu finden; auf diesem Weg wirft er den morgendlichen Schleier der Depression ab. Wer aber in einer Zivilisation lebt, muss die Last der Rolle schultern, die er um seine manische Abwehr herum aufgebaut hat. Es liegt kein neuer Tag mit neuen Funden vor ihm. Er bräuchte eine Antwort auf die quälende Frage nach dem Sinn des Ganzen. Auch diese Frage verstummt meist, wenn es gelingt, sich aufzuraffen und in die Fabrik, in das Büro zu fahren.

Das bei Weitem gesündeste Antidepressivum ist der Kontakt: zwei Menschen, die miteinander zu tun haben, die sich kennen, die sich ein wenig freuen, sich zu treffen, die sich grüßen und miteinander scherzen – schon verschwindet die trübe Stimmung.

Aber obwohl wir in der Regel froh sind, ein bekanntes Gesicht zu sehen, ist diese moderne Struktur des Lebens riskanter als die Auseinandersetzung mit der Natur. Es spielt sich viel mehr auf einer narzisstischen Ebene ab, Rivalität ist selbstverständlich, Neid droht, Kränkungen sind unvermeidbar und greifen viel tiefer in die eigene Person als Pech in der Jagd.

Die Freude an den kleinen Dingen und die Größenfantasie

In Jäger-und-Sammler-Kulturen sind die Menschen natürlich glücklicher, wenn es reiche Beute gibt. Aber sie würden niemals auf die Idee kommen, eine Ratte nicht zu erschlagen und zu braten, weil diese kleine Beute sie etwa faul und satt machte, sodass sie nicht mehr konsequent genug hinter dem Elefanten oder dem Wal her ist. Ein hungriger Jäger ist nicht lange ein guter Jäger.

In der modernen Gesellschaft ist uns diese schlichte Festigung des Selbstgefühls abhandengekommen. Der moderne Jäger darf seine Kraft nicht auf kleine Beute vergeuden. Er muss sich ganz und gar auf die größte konzentrieren. Die Jagd nach dem Karriereziel dauert länger und geht oft nicht besser aus als die nach Moby Dick – am Ende sind fast alle tot, und der weiße Wal bleibt am Leben.

Ich behandelte einmal eine damals 38-jährige promovierte Germanistin mit einer depressiven Symptomatik. Sie hatte als Theaterkritikerin bei einer regionalen Tageszeitung gearbeitet, ein schlecht bezahlter Job, der ihr Spaß machte und viele Anregungen bot. Sie brauchte nicht mehr Geld, denn sie hatte Anteile an einem Unternehmen geerbt. Aber es gehörte zur Familiensaga, viel zu verdienen und sich so die eigene Tüchtigkeit zu beweisen. Daher suchte und fand sie eine weit besser bezahlte, aber in ihrem Erleben sehr langweilige Stelle als Redenschreiberin für Vorstandsmitglieder in einem Konzern.

Einmal sprachen wir über diese Entscheidung gegen die Freude am Autorenhandwerk und für die gut honorierte Un-

scheinbarkeit in einem großen Unternehmen. Sie verteidig-
te ihre Entscheidung und ging zum Gegenangriff über: »Sie
schreiben doch auch nur Bücher in angesehenen Verlagen. Sie
würden nie etwas für ein Käseblatt schreiben!«

»Aber ganz gewiss würde ich das tun. Ich habe es auch lange Zeit gemacht. Wichtig ist doch die Übung des Handwerks,
nicht das Prestige.«

Die Entwertung der kleinen Freuden an der Ausübung eines Handwerks lässt sich bei vielen Depressiven finden. Wie
die manische Abwehr, der sie entspringt, beruht sie auf der
frühen Hemmung der Zufriedenheit des Kindes durch eine
unzufriedene Mutter. Die oben erwähnte Patientin war von
einer Frau aus einer Oberschichtfamilie aufgezogen worden,
die ein Schweizer Internat besucht hatte und ihre Erstgebo-
rene auf jeden Fall liebevoller und »besser« erziehen wollte, als
sie ihre eigene Kindheit bei einer strengen Gouvernante und
einer kühlen Mutter erlebt hatte, die sich nur für ihre Söhne,
die künftigen Geschäftsführer der Firma, interessierte.

Aber eine befangene, in ihrer Ehe unglückliche, in ihrem
Selbstgefühl auf die Anerkennung der Tochter angewiesene
Mutter kann dem kleinen Mädchen die Freude am Selberma-
chen und an autonomen, lustvollen Entscheidungen nicht vermitteln. Das zeigte sich in einer Kindheitserinnerung. Einmal
gab die Mutter dieser Patientin einen Hundertmarkschein und
forderte sie auf, sich allein Schuhe zu kaufen, sie sei jetzt groß
genug. Die Elfjährige fühlte sich völlig überfordert, fragte sich
im Schuhgeschäft die ganze Zeit, welche Schuhe der Mutter
gefallen würden, und wählte schließlich ein Paar, das sie später
nie wieder anzog.

Die Idee, ein gutes Kind zu sein, das die Mutter zufrieden und glücklich stimmt, hat einen manischen Kern und spiegelt die Überzeugung der Mutter, sie könnte »alles für ihr Kind tun« und es auf diesem Weg glücklich machen. Solche Mutter-Tochter-Beziehungen sind wegen der ausgeprägten Möglichkeit von Fantasien großer Nähe (genauer: Größenfantasien der Nähe) auch besonders von Abstürzen in eine Depression gefährdet. In dem hier besprochenen Fall hatte sich die Tochter emotional von der Mutter distanziert, suchte aber weiterhin in einem höflichen Rollenspiel täglicher ausgedehnter Telefonate die Erwartungen der Mutter zu erfüllen. Das sei, sagte sie in der Therapie, noch viel anstrengender als die Arbeit im Büro, aber sie könne nicht anders.

Die traditionelle bürgerliche Moral ist von den Anforderungen der manischen Abwehr geradezu durchtränkt.

Das Glück gehört dem Tüchtigen, Erfolg wird durch Preisgabe kleiner Freuden erreicht, wer verzichtet und spart, wird später belohnt.

Das Lebensglück durch die Qualifikation zu einem «guten Beruf» zu packen und festzuhalten mag uns selbstverständlich geworden sein, aber wer genau hinsieht, erkennt in diesem Konzept eine Größenfantasie.

In der Konsumgesellschaft hat diese Vorstellung vom beruflichen Erfolg als Glücksgaranten beide Geschlechter erfasst und bürdet nun Eltern und Kindern eine Last auf, die frühere Generationen in dieser Form nicht kannten. Kinder sozialisieren sich nicht mehr wie in traditionellen Gesellschaften nebenbei und wie von selbst in ihren Spielgruppen. Sie wachsen in einem ausgearbeiteten System von Leistungsforderungen heran. Die Eltern sind Erzeuger, Wächter und Opfer dieses Systems in einem; die Freude an Tätigkeit schlechthin droht zum Symptom eines Aufmerksamkeits- mangelsyndroms zu werden, das nach der Behandlung mit Medikamenten schreit.

Die psychologische Behandlung von Depressionen stützt sich auf die Tatsache, dass die pädagogischen Zwänge und die Orientierung am Erfolg und nicht an der Tätigkeit nur ganz selten die spontanen Bedürfnisse komplett überwältigen können. Wer die Geduld mitbringt, den Prozess zu erforschen, in dem Neugier und Tätigkeitsfreude verloren gegangen sind, kann den Depressiven davon überzeugen, seiner Umwelt nicht mit passiven Erwartungen (an Liebe, an Zuwendung, not- gedrungen an ein Medikament) zu begegnen, sondern selbst wieder aktiv zu werden.

9
Deprimierende Beziehungen

Die von den Ansprüchen einer ausgeprägten manischen Abwehr belasteten Menschen glauben, dass sie sicherer sind, wenn sie ihre Beziehungen alleine machen. Daher die große Hingabe, mit der sie Tagträume mit einem Liebesobjekt gestalten, das meist von seiner Rolle in diesem fantastischen Theater nichts ahnt, daher die endlosen Briefe und Mails, in denen sie ihre Version der Beziehung gegen die »falschen« Signale des Partners verteidigen.

So gelingt es nicht, das innere Bild des Partners, welches das eigene Selbstgefühl stabilisiert und Trennungen überbrückt, der Realität so anzunähern, dass es seine stützenden Funktionen wahrnehmen kann. Der reale Austausch scheitert, er wird im Fall der Tagtraumbeziehung gar nicht riskiert.

Manchmal sucht das gekränkte Ich Heilung in der Entwertung des Objekts, kann sich aber nicht von ihm trennen. Die Entwertung rettet einen Teil der einstigen Grandiosität: Es liegt nicht am Ich, allein das Objekt, dem es so viel geopfert hat, ist kein Vertrauen wert, kein Opfer, es ist viel schlechter als das eigene Ich.

Eine depressive Patientin klagt bei ihrer Therapeutin über ihren Partner. Sie sei in ihrer Ehe extrem unglücklich, sexuell geschehe kaum mehr etwas, nur die beiden kleinen Kinder halten sie noch bei einem Ungeheuer. Die Therapeutin meint als zentrales Problem der Patientin deren Aggressionshemmung zu erkennen. Sie könne sich nicht durchsetzen, mache bei allem mit, was der Ehemann verlange, schlafe ohne Lust mit ihm und beklage sich nachher darüber.

Eine typische Szene: Die Patientin leidet an Rückenschmerzen. Sie möchte, dass ihr Mann die Kinder zu Bett bringt. Dieser wehrt ab, er habe schließlich den ganzen Tag gearbeitet, das mit den Kindern sei ihre Sache. Trotz ihrer Rückenschmerzen bringt sie die Kinder ins Bett.

Die Therapeutin drängt darauf, dass die Patientin sich in solchen Fällen durchsetzen und ihren Mann energischer auffordern solle, seinen Teil an der Versorgung der Kinder zu leisten. Darauf beginnt die Patientin zu weinen und sagt anklagend: »Sie sagen genau dasselbe wie mein Mann, es ist alles nur meine Schuld!«

Die Therapeutin ist schockiert: Sie will Gutes tun und wird nun mit dem Bösen verwechselt. Sie erzählt in der Intervisionsgruppe davon und entdeckt ihre Gegenübertragung. Sie hat selbst eine Ehe hinter sich, in der sie sich von ihrem Partner in der Kinderarbeit wenig entlastet fühlte. Sie hatte sich scheiden lassen, da liegt es nahe, die Bindung der Patientin an den entwerteten Mann zu übersehen.

Was auch immer ein Therapeut an existenziellen Situationen gemeistert oder nicht gemeistert hat – es droht die Gefahr, dass er sich weder vorstellen kann, ein Patient wüsste eine bessere Lösung, noch Entscheidungen empathisch in der Schwebe lassen mag, zu denen er sich selbst durchgerungen hat.

Depressive Partner, die alles Lebensleid ihrem Gegenüber zuschreiben, sind seit Langem Gegenstand von Anekdoten. In einem jüdischen Witz gibt der Rabbi der klagenden Ehefrau recht, worauf der Ehemann erscheint und beklagt, dass er selbst nicht weniger unglücklich über seine Ehefrau sei. Der Rabbi hört sich auch dessen Klagen an und sagt wieder: »Du hast recht!« Darauf erscheinen beide Eheleute, nun doppelt empört. Sie klagen den Rabbi an, was er gesagt habe, sei unmöglich, statt ihnen zu helfen, rede er Unsinn. »Ihr habt recht«, sagt der Rabbi.

In Witzen ist nach der Pointe Schluss. In der Therapie ist das komplizierter. Die Patientin leidet ja wirklich an ihrem Ehemann und richtet ihre seelische Energie darauf, ihn zu verändern. Sie will die Therapeutin an ihrer Seite.

Der Ehemann will nichts von einer Therapie wissen. Er hat Arbeit, die Familie funktioniert einigermaßen, seine Frau jammert viel, aber wenn ihr die Ehe nicht passt, soll *sie* etwas tun. Er hätte gerne mehr erotische Zuwendung, mehr harmonisches Familienleben, aber wenn das fehlt, ist seine Frau die Ursache, er macht alles, was ein guter Ehemann zu tun hat, er verdient das Geld für die Familie.

Er hat sich damit abgefunden, dass seine Frau nicht zufrieden ist, während seine Frau in ihren Klagen immer auch sich selbst anklagt. Sie war doch einmal glücklich mit ihm, sie hat ihn einmal geliebt, warum hat er sich so verändert, was soll sie nur tun, dass er wieder so wird wie früher?

Diese Not, diese Sehnsucht nach dem Selbst- und Liebesgefühl einer verlorenen Zeit hat die Therapeutin so wenig verstanden, wie der Ehemann sie aus den Klagen und Vorwürfen seiner Partnerin herausdestillieren kann. Damals besaß das Paar noch eine funktionierende, wechselseitig gestützte manische Abwehr, es hatte die Vision, für immer zusammen zu sein, sich immer zu lieben, und diese Liebe in Kindern zu verewigen, denen alle Kränkungen erspart bleiben sollten, die das eigene Leben vor der großen Liebe belasteten.

Die Patientin hat recht: Die Therapeutin redet in der Tat ähnlich wie ihr Mann. Sie findet keinen Zugang zur Sehnsucht nach einem zerstobenen Traum und entwertet die Weiblichkeit der Patientin, indem sie ihr klarmacht, wie wenig eman zipiert sie sich verhält.

Gegenwärtig benötigt die Patientin die lieblose Grobheit ihres Partners, um sich über die keimende Einsicht zu trösten, dass sie selbst es nicht besser macht, dass auch sie die Liebe verraten hat und ihn nicht loslassen kann, weil er es doch schlimmer treibt als sie und nicht einmal bereit ist, sich in diesem Punkt beraten zu lassen, Hilfe zu holen, überhaupt ein Problem zu realisieren, an dem sich etwas verändern lässt.

Sie muss das grausame Verhalten ihres Mannes als böse Willkür festhalten, um sich in ihren eigenen Gefühlen zu trösten, als Frau unzulänglich zu sein. Sie darf nicht sehen, dass er ebenso gekränkt und überfordert ist wie sie, auch wenn er anders mit diesen Gefühlen umgeht. Er ist jedenfalls noch liebloser, unverantwortlicher, unreifer als sie.

Selbstobjekt Automobil:
ein manisches Ritual

Peter H. ist der einzige Sohn eines schwäbischen Zimmer-
manns, der als Meister einen eigenen Betrieb führt, und einer pietistisch geprägten Mutter. Er wächst in dem Gefühl
auf, dass die Mutter seine ältere Schwester mehr liebt, und
sucht Halt an seinem Vater, der in seiner Arbeit aufgeht
und nichts mit der Bedürftigkeit des Kindes anfangen kann.
In der Adoleszenz entdeckt Peter, dass seine depressiven
Stimmungen erträglicher werden, wenn er sich körperlich
verausgabt. Er trainiert fast ununterbrochen, läuft in einem
Jahr fünfmal den Marathon in verschiedenen Städten – und
muss den Sport dann aufgeben, weil eine Herzneurose einsetzt.

Peter hat Holzkonstruktion studiert und arbeitet im Betrieb
des Vaters. Er leidet wiederholt an schweren Depressionen, die
er sich zum Teil mit Konflikten mit dem Vater, zum Teil mit
Ehekonflikten erklärt. Er sucht erst als Vierzigjähriger, zweimal geschieden, in einer neuerlichen depressiven Krise analy-
tische Hilfe. Ein befreundeter Arzt, dem er ein Haus gebaut
hat, macht ihn auf diese Möglichkeit aufmerksam.

Die Behandlung gestaltet sich schwierig. Peter füllt die
Stunden mit Berichten über seine Erfolge und räsoniert
über vieles, was in Politik und Umwelt falsch läuft. Nachher
kommt dann ein Fax, er sei enttäuscht, die Therapiestunde sei
mit oberflächlichem Gerede vergeudet worden, sein Kummer
und seine Ängste hätten keinen Platz gehabt.

Wenn er in der nächsten Sitzung auf diese Nachricht
hingewiesen wird, weicht er Fragen aus und wiederholt sei-

ne Erfolgs- und Entwertungsgeschichten. Erst in der letzten Viertelstunde beruhigt er sich manchmal und kann über seine Sorgen sprechen: Er könne nichts, er tauge nichts, er sei ein Hochstapler, irgendwann werde das auffallen, dann sei er weg vom Fenster.

Peter hat alle Führerscheine. Er ist stolz darauf, dass er als Studentenjob die Kieslaster in einer Baufirma gefahren hat, er hat schon viele Motorräder gehabt und wieder verkauft, gegenwärtig fährt er einen schweren Geländewagen, er braucht ihn für die Jagd.

Sein Vater fuhr immer Mercedes, Peter nie. Peter beschreibt nun, wie er seit vielen Jahren alle ein bis zwei Jahre das Auto wechselt. Wenn er einen Sportwagen, etwa einen Alpha Romeo, fuhr, freute er sich eine Weile über die gute Straßenlage und rasante Beschleunigung. Aber bald baute sich Widerwille auf.

Man konnte mit dem Sportwagen nicht einmal ein kleines Stück in einen Waldweg einbiegen, wenn man austreten musste oder ein wenig in Ruhe schlafen wollte. Die Technik war störanfällig und wenig robust; ein zufällig auf der Straße liegender Felsbrocken konnte das Fahrgestell ruinieren. Er aber wollte sich doch auch auf schlechten Straßen bewegen, wo schon einmal Steinschlag auf der Piste lag. Er wollte, wenn er in Urlaub fuhr, jederzeit ins Gelände fahren und sein Zelt aufschlagen können.

Peter hatte stets einen Überlebensrucksack griffbereit, in dem er eine Schusswaffe, Messer, Werkzeug, Notproviant verstaute; er malte sich oft aus, eine Hütte tief im Wald zu bauen und wie ein kanadischer Trapper zu leben.

Während der Sportwagen unattraktiver wurde, beschäftigte sich Peter intensiv mit den Alternativen unter den geländegängigen Fahrzeugen mit Allradantrieb und starren Achsen. Das waren Fahrzeuge, die niemals kaputtgingen, mit denen man in einen Steinbruch fahren und dort übernachten konnte, Überlebenskapseln, Garanten von Freiheit.

Also gab er den Sportwagen für einen Landcruiser in Zahlung. Anfangs genoss Peter die Möglichkeiten des neuen Fahrzeugs, zeltete auf seinen Reisen weitab von der Straße und triumphierte, wenn Schnee fiel und andere Autos nicht mehr aus der Parklücke kamen oder an einer Steigung hängen blieben.

Dann kam der nächste Sommer. Auf einmal störte es Peter, dass andere ihn überholten, dass die Lenkung des Geländewagens schwerfällig ansprach und er bei schneller Fahrt vor Kurven heftig bremsen musste, um das hochbeinige Fahrzeug in der Spur zu halten. Er wollte nicht mehr mit einem Kleinlastwagen unterwegs sein, der Unmengen an Sprit fraß und keine rasante Fahrt erlaubte. Diese Kosten und die Zeitverschwendung!

Je länger er den Sportwagen fuhr, desto mehr vermisste er den unverwüstlichen, sicheren, gemütlichen Geländewagen – und je länger er den Jeep oder Landrover fuhr, desto mehr vermisste er den Sportwagen. Dabei hielt Peter seine Entscheidung für das beruhigende oder aufregende, sichere oder schnelle Auto jedes Mal für endgültig.

Es gibt manische Rituale, die eine gefährdete Abwehr festigen sollen. Zu diesen gehört das Register, das Don Juan seinen Diener Leporello über seine erotischen Eroberungen anlegen lässt. Ich habe einige Male Männer behandelt, die in ganz ähnlicher Weise Verzeichnisse anlegten; manche schriftlich, andere im Kopf, beispielsweise als Ritual vor dem Einschlafen. Peter legte ebenfalls solche Register über Frauen an, über die von ihm erlegten Hirsche, Gämsen, Rehe – und über die Autos, die er gefahren hatte.

Peter hatte sich in den Gefühlen von Angst und Verlassenheit an das Bild einer absolut guten, ihn vollkommen befriedigenden Mutter geklammert und dieses umso energischer festgehalten, je ausgeprägter er von den realen Eltern enttäuscht war. Parallel dazu war er in seinen Affekten von Wut und Neid stimuliert worden und fand zu keinem angemessenen Ausdruck von ihnen. An diesem Problem waren seine beiden Ehen gescheitert: Er idealisierte die Partnerinnen, passte sich extrem an sie an und erwartete das Gleiche von ihnen. Sobald er den Eindruck hatte, dass seine symbiotischen Ansprüche an ihre Liebe nicht erfüllt wurden, wurde ihm die Nähe zu ihnen unerträglich; in einem Fall wurde er auch körperlich aggressiv, um seine Ehefrau aus dem gemeinsamen Schlafzimmer zu vertreiben.

In abgemilderter Gestalt wiederholte sich diese Beziehungsform bei den Autos: Peter idealisierte, was er nicht hatte, und entwertete, was er besaß. War dann der Wechsel vollzogen, verlor das in der Fantasie vor dem Kauf idealisierte Fahrzeug im Alltag seine Faszination; wirklich wichtig war jetzt, was es nicht hergab.

Die Konsumgesellschaft fördert solche manischen Rituale auf vielfältige Weise. Sie selbst lässt sich als ein Konglomerat solcher Rituale beschreiben. In vielen Merkmalen der

Konsumgesellschaft spiegelt sich die Dynamik der manischen Abwehr des Scheiterns einer Größenfantasie, die als grundlegender Mechanismus des depressiven Geschehens beschrieben wurde. Die drohende globale Depression hängt nicht nur mit der Endlichkeit der Reserven des Planeten zusammen, sondern auch mit der unkontrollierten Verschwendung, die bis heute mit manischer Rhetorik gerechtfertigt wird. Wenn fossile Kohlenstoffe, die in vielen Millionen Jahren angesammelt wurden, binnen weniger Jahrhunderte verbrannt werden, hat das eben Folgen. Es liegt eine grausame Ironie darin, dass die politischen Führer und wirtschaftlichen Profiteure, die dafür verantwortlich sind, sicher auf ihren Jachten und in ihren Häusern sitzen, während die Bauern auf den Äckern in den Flussmündungen und an flachen Küsten um ihre Existenz fürchten müssen. Aus dieser schreienden Ungerechtigkeit kann durchaus eine Terrorwelle wachsen.

Ein Weg für alle

Im Süden des Ammersees in Oberbayern erstreckt sich eine flache Landschaft von Feldern, Streuwiesen und Schilf bis zu dem Städtchen Weilheim. Dieses vor bald hundert Jahren trockengelegte Moor ist eines der wichtigsten Vogelschutzgebiete nördlich der Alpen, ein Rastplatz für Zugvögel; in dem kleinen Ort Raisting gibt es fast ein Dutzend Storchennester. Mitten durch die Idylle verbindet eine schmale, geteerte, viel befahrene Birkenallee die Orte Fischen und Dießen. Lokale Politiker streiten seit vielen Jahren um sie, denn sie darf nicht breiter werden und sollte doch schneller sein.

Um den Ammersee herum führt ein von Ausflüglern aus dem nahen München und anderen Touristen viel befahrener Radweg. Sonst stören sich auf diesem Rundkurs Autofahrer und Radler wenig; nur hier sollen sie sich die schmale Straße teilen.

Daher gibt es seit vielen Jahren Pläne, auf oder entlang dieser Straße einen Radweg zu bauen und damit den Radrundweg um den Ammersee sicherer zu machen. Gescheitert ist dieses Projekt am Einspruch der Naturschützer: Baulärm und zusätzliches Verkehrsaufkommen würden die bodenbrütenden Vögel aufschrecken und unter Umständen dazu führen, dass dieses Refugium gefährdeter Arten die letzten Brutpaare verliert.

Als Naturschützer verstehe ich das, als Radfahrer ärgere und ängstige ich mich jedes Mal, wenn ich dem Lärm und den bedrohlichen Brems- und Ausweichkünsten von Autofahrern ausgesetzt bin, die sich auf der schmalen Straße mit achtzig und mehr Stundenkilometern nähern.

Es gibt eine ausgewiesene Ausweichstrecke für die Radler, die einen heftigen Umweg über Raisting bedeutet, erst ein Stück weniger befahrene Autostraße und dann ein Feldweg. Wer ein wenig Zeit übrig hat, bevorzugt den Umweg, die Landschaft ist schön, bei Föhn liegt die Alpenkette zum Greifen nah am Himmel kreist der Rotmilan, vielleicht sogar ein Weißstorch oder ein Reiher.

Zurzeit wird wieder geplant, es steht in der Zeitung. Man gewinnt einen Eindruck davon, wie kompliziert in der Autogesellschaft diese Dinge sind. Radfahrer und Vogelschützer prallen sozusagen aufeinander, weil sich niemand an die heiligen Blechkühe heranwagt. Seit vielen Jahren gibt es Bürgerproteste gegen das Nadelöhr zwischen Dießen und Fischen. Die einzige Baumaßnahme der letzten Jahre war eine neue Brücke, welche die Autostraße schneller gemacht hat.

Nun gibt es einen ganz einfachen Weg, um das Problem zu lösen, so einfach, dass es sich durchaus lohnt, ein kleines psychologisches Gutachten zu entwerfen, warum bisher in den Gremien niemand eine solche Idee entwickelt oder gar durchgesetzt hat.

Diese Lösung wäre, die Birkenallee in eine Fahrradstraße umzuwandeln. Das Prinzip ist aus Städten vertraut. Autos fahren nicht schneller als 30 Stundenkilometer, Fahrräder und Fußgänger haben Vorrang. Alle würden gewinnen: Die Radfahrer sparen sich den Umweg und fühlen sich sicher, die Fußgänger können bequem durch das Moor flanieren, die Autofahrer haben in der um fünf Minuten verlängerten Zeit auf dieser Strecke die Möglichkeit, Sprit zu sparen und gemächlich durch eine wunderschöne Natur zu zuckeln.

Ein Automobil ist bei einem Tempo von 80 Kilometern pro Stunde eine laute, gefährliche Waffe, bei 30 Kilometern pro Stunde eine gemütliche Blechkutsche. Menschen und Vögel müssen weniger Abgase und weniger Lärm aushalten, es gäbe keinen Neubau mit Maschinenlärm und hohen Kosten. Ein paar Schilder und einige Automaten zur Abwehr der Temposünder, fertig. Es wäre ein politisches Signal, das in die Richtung des Abschieds vom Verbrennungsmotor und des Aufbaus von Privilegien für eine umweltschonende Mobilität führt.

Und was müsste in dem Gutachten stehen? Entschleunigung und ein drohender minimaler Zeitverlust machen die

Bürger und ihre Politiker offenbar depressiv. Diese Depression führt zu einer Denkhemmung. Eine Zukunft, in der wir nicht mit mehr PS noch schneller fahren, sehen wir durch diese Brille als Stillstand. Wenn wir stillstehen, fürchten wir, in einen Abgrund zu stürzen. Wir erleben das destruktive Beschleunigungs- und Verschwendungssystem als »sicher« und fühlen uns unsicher, wenn es darum geht, umzudenken und umzukehren.

Teil IV

MENSCHEN, BILDER UND UNSERE ZUKUNFT

10
Die Bildschirmkonkurrenz und das Interesse für Menschen

Als sich *Homo sapiens* langsam entwickelte, war der Mensch für den Menschen Quelle und Ziel von Aufmerksamkeit, Neugier und Interesse. Es gab unter den damaligen Lebensbedingungen wenig Konkurrenz: Pflanzen und Tiere, den Sternenhimmel, ein Gewitter, ein Feuer. Diese Wettbewerber fesselten nur flüchtig, dann waren es wieder lebende Menschen, Männer und Frauen, Kinder und Erwachsene, Gesunde und Kranke. Sind ihre Bewegungen, ihre Sprache, ihre Gesten, ihre Geschichten nicht das Interessanteste, was es in der Menschenwelt gibt?

Daran hat sich in den letzten fünfzig Jahren Grundlegendes geändert. Wir spüren heute die ersten Folgen, aber wir ahnen noch nicht, wie tief sie greifen und was sich alles aus ihnen ergibt.

Ein Paar kommt in Therapie. Zwei Söhne, vierzehn und elf Jahre alt. Der ältere Sohn hat soeben seinen Vater verblüfft, weil er ihm sagte, er wünsche sich einen Vater wie Richard Dawkins. Der Vater kennt Richard Dawkins nicht und lässt sich belehren, dass es sich um einen britischen Evolutionsbiologen und Kritiker des Gottesglaubens handelt. Der Sohn hat mehrere Videos von Dawkins im Internet gesehen und findet nicht nur Daltons Thesen interessant, sondern auch seine absolute Ruhe und Souveränität in kontroversen Debatten. Diese unterscheide sich vorbildhaft von den lautstark ausgetragenen Streitereien der Eltern.

Zurzeit machen sich beide Eltern heftige Sorgen um den jüngeren Sohn, der täglich viele Stunden mit Computerspielen verbringt und bei schönem Wetter nur mit großer Mühe überzeugt werden kann, eine Bootsfahrt mit der Familie zu unternehmen.

Erwachsene und Kinder haben sich heute weitgehend an die Konkurrenz mit dem Bildschirm gewöhnt. Wir wollen nicht gestört werden, wenn uns etwas in der virtuellen Welt interessanter erscheint als das Kontaktangebot in der realen Beziehung – und verstehen daher auch in der Regel, wenn andere nicht gestört werden wollen. Manchmal spitzt sich die Lage zu, wie im Fall des 14-Jährigen, der plötzlich jemanden benennt, den er lieber als Vater hätte. Da sind Distanz von der narzisstischen Konkurrenz und Humor gefragt, auch wenn die Gegenrede naheliegt: »Was habe ich für dich getan und was Professor Dalton?«

In einem pädagogisch unambitionierten Milieu sind es eher die Eltern, die ihre Kinder abweisen, manchmal auch schlagen, wenn sie beim Fernsehen stören. Der Vater, der sein schreiendes Baby krank schüttelt, weil es ihn beim Gucken der Sportschau stört, ist ein Extremfall, aber nicht ganz selten. In einem pädagogisch ambitionierten Milieu sind es eher die Kinder, die ihren Eltern Kummer machen, weil sie die von diesen eigens für sie erfundene gesunde Freizeitaktivität freudlos und nur bestochen oder unter Zwang dem Bildschirm vorziehen.

Bis vor zweihundert Jahren lebten in Europa die meisten Menschen in Dörfern fast ohne sinnlich-bildhafte Konkurrenz. In den Kirchen gab es Heiligenfiguren, auf dem Jahrmarkt Holzschnitte; Bilder von Menschen waren selten und setzten sich kaum je in Konkurrenz zum eigenen Spiegelbild. Das hat sich grundlegend verändert.

1. Eine ältere Gymnasiallehrerin berichtet, es werde von Jahr zu Jahr in den höheren Klassen schlimmer mit den Jugendlichen, die über ihr Aussehen unzufrieden sind und sich ständig mit Schauspielern und Models vergleichen. Als sie vor dreißig Jahren begann, war das nur bei einem oder zwei pubertierenden Mädchen in jeder Klasse der Fall. Heute sei es eine Mehrzahl der Schülerinnen und eine wachsende Gruppe männlicher Jugendlicher. Sie beschäftigen sich mit Diäten, diskutieren oder planen kosmetische Operationen, leiden an Magersucht oder Bulimie. Die Mädchen beginnen viel früher, sich zu schminken.

2. Ein Jugendlicher, der einen anderen während einer Pausenschlägerei schwer verletzt hat, ist fassungslos, weil sein Gegner jetzt mit einem komplizierten Schädelbruch im Krankenhaus liegt. »Die im Film stehen doch auch gleich wieder auf!«

3. Ein Paar sucht dringend ein Gespräch. Die Frau hat auf dem Notebook ihres Mannes Pornovideos entdeckt. Sie ist überzeugt, dass er diese Frauen viel attraktiver findet als sie. Am liebsten würde sie ausziehen, aber sie will ihm noch eine Chance geben, die Kinder hängen an ihm. Er behauptet, das Video habe nichts zu bedeuten. Sie müsse zugeben, dass sie

seit der Geburt des jüngsten Sohnes kaum mehr erotisches Interesse an ihm gezeigt habe. »Du hast *nur* erotisches Interesse an mir gezeigt!«, entgegnet empört die Partnerin.

Geräte werden uns mit einer Bedienungsanleitung ausgehändigt, oft mitsamt der Mahnung, diese unbedingt zu lesen und zu beherzigen, ehe wir sie in Betrieb nehmen. Viele Nutzer lesen solche Anleitungen nicht. Sie schalten ein, probieren herum, lernen im Tun und beherrschen so oft sehr schnell Smartphone oder Videokamera. Wichtig ist, aus Rückmeldungen zu lernen, das Gerät pfleglich zu behandeln und Intuition für seine Funktionen zu entwickeln.

In der Praxis der Paartherapie fällt einem dieser Vergleich ein, wenn der in den Augen des Dritten nicht zu übersehende Fehlgriff im Umgang mit dem Gegenüber nicht Nachdenken und genauere Erforschung einleitet, was denn da nicht funktioniert. Paare in der Konsumgesellschaft erarbeiten nicht in einer gemeinsamen Erkundung, was gut und was nicht gut beim Gegenüber ankommt, etwas wie eine wechselseitige Gebrauchsanweisung. Sie neigen eher dazu, die Eingabe lauter und energischer zu wiederholen, die soeben genau das Gegenteil des Erwünschten erreicht hat. Selbst Partner, die sich lange kennen, die viel gemeinsam erlebt und aufgebaut haben, gleichen jetzt einem Uhrmacher, der seine Profession vergisst und das nicht funktionierende Räderwerk an die Wand wirft.

Die Menschen interessieren sich zu wenig für ihr Gegenüber. Sie behandeln den Partner wie den Getränkeautomaten, der nach Einwurf der Münze das Gewünschte nicht herausgibt und durch Tritte oder Schläge »überzeugt« werden soll.

Eine elektronische Welt, in der sich Bilder und in diesen Bildern gespeicherte Emotionen schnell und leicht kontrollieren lassen, verführt ihre Nutzer, den langen Weg des Kennenlernens gegen eine schnelle Gewissheit zu tauschen, schon angekommen zu sein. Auch wer Paare beobachtet, die sich psychologisch informieren, entdeckt diese Mechanismen. »Ich finde das Buch über Zwiegespräche ganz toll«, sagt eine Frau am Teetisch, »aber wie bringe ich bloß meinen Mann dazu, es endlich zu lesen!«

Als Beobachter sieht man die durch Vorwürfe erschwerte und an vielen Punkten scheiternde Kommunikation in einem Paar, und das Empfinden wächst, dass die Partner sich kaum zu kennen scheinen; gleichzeitig sind sie überzeugt, genau zu wissen, wie ihr Gegenüber beschaffen sein müsste. Als hätten sie den anderen bei Amazon bestellt und würden nun am liebsten die Garantie beanspruchen.

Der von einem Dritten nicht zu übersehende kommunikative Fehlgriff weckt kein Nachdenken, keine Neugier, was denn da nicht funktioniert. Er führt zu Geschrei, zu Drohungen und Druck.

Wir können das als Regression verstehen. Die Liebe soll eine symbiotische Sehnsucht erfüllen. Sie soll gutmachen, was an frühkindlichen Wünschen in Bezug auf Nähe, Bestätigung und Befriedigung unerfüllt geblieben ist. In der Symbiose verschmelzen Ich und Du, meine Wünsche sind auch deine Wünsche.

Aber es gibt noch einen äußeren Einfluss, der diese symbiotischen Sehnsüchte verstärkt. Unter dem Einfluss der Konsumgesellschaft sind Kräfte entstanden, welche dazu führen, dass sich Menschen weniger als früher für ihr Gegenüber interessieren. Sie erwarten Verständnis und Empathie, ohne sie ihrerseits anzubieten.

Zu diesen klinischen Beobachtungen passt eine aktuelle Studie des Instituts für Sozialwissenschaften der Universität von Michigan: Die Empathiefähigkeit von Collegestudenten ist in den letzten 20 Jahren um ca. 40 Prozent gesunken. Sie wurde mit einem Standardtest an über zehntausend Versuchspersonen während der letzten 30 Jahre untersucht. Demnach verspüren Studierende nicht nur weniger Mitgefühl für Schwächere, sie geben sich auch signifikant weniger Mühe, die Sichtweise anderer einzunehmen. Die Autoren erklären das schwindende Mitgefühl unter anderem mit dem Konsum von Videospielen. Als weitere Ursache gelten die Social Media. Wer mit einem Mausklick Freunde gewinnt und diese bei Problemen einfach löschen kann, hat weniger Anlass, seine Sozialkompetenz zu entwickeln.

Die amerikanische Autorin Sherry Turkle, die am MIT, dem renommierten Massachusetts Institute of Technology lehrt, hat diese Studien in ihrem Buch *Alone Together*[45] aufgegriffen. Sie glaubt, dass wir in fünf bis sieben Jahren einen Anstieg an Autismus beobachten werden. Bei ihren Recherchen sagten viele, es sei ihnen lieber, eine Textnachricht zu schreiben, als ein Gespräch zu führen. Das hat die Entwicklung der Kommunikation mit Smartphones rasant bestätigt. Es wird immer mehr getextet, immer weniger gesprochen. Der Wunsch, perfekt zu sein, den Text erst nach Überarbeitung abzuschicken, statt nur zu reden, verbreitet sich. Medial stellt man sich so dar, wie man sein möchte – statt zu zeigen, wie man ist.[46]

Wir ersetzen den Tiger durch sein Fell

In den bewegten Bildern von *Blade Runner*, *Terminator*, *Kampfstern Galactica* oder den neueren Folgen des *Raumschiffs Enterprise* sind Roboter und Menschen kaum zu unterscheiden.

Selbst wenn es Cyborgs in unserem Alltag noch nicht gibt, sind wir doch in vielen Lebensbereichen virtueller Konkurrenz ausgesetzt. Sie dringt in unser Fantasieleben ein, prägt unsere Träume, formt unser ideales Selbst. Von Kindheit an fasziniert und bedrückt die Eingeborenen der digitalen Welt die Perfektion der Bilder.

Die meisten Eltern wissen, wie schwierig es ist, ein vom Bildschirm gefesseltes Kind in die reale Welt, zu den realen Menschen und ihren Bedürfnissen zurückzuholen. Kann ich meinem Partner vorwerfen, dass er schon beim Frühstück sein Smartphone interessanter findet als mich – oder soll ich selbst in die Tasche greifen, auf den Knopf drücken und sehen, was aus der elektronischen Welt auf mich zuflimmert, wer sich gemeldet hat, wo etwas Interessantes passiert und ich wenigstens virtuell dabei sein kann?

Reale Menschen lassen sich schlechter kontrollieren als die bewegten Bilder, die ich mit einfachen Gesten, gleich dem Reiben an Aladins Lampe, herbeizaubern und wieder auslöschen kann. Wo sich in der Realität Spannung aufbauen könnte, herrscht auf dem Bildschirm Entspannung. Wo sich Langeweile breitmacht, schalte ich weiter und hoffe – zu Interessanterem. Wo ich ohnmächtig sein könnte, bin ich in der virtuellen Welt mächtig. Wo sich im Alltag die innere Welt anderer Personen nicht ohne eigenes Bemühen, Beobachten und

Nachfragen erschließt, treten auf Leinwand und Bildschirm Schauspielerinnen und Schauspieler auf. Sie sind nicht nur attraktiver, sondern vor allem auch expressiver, unterhaltsamer. Sie sind von deutlichen Gefühlen und hohen Idealen bewegt, die sie bedeutsamer machen als gewöhnliche Menschen. Sie leben in Szenen, in denen sich ihr Wert und ihre Kraft entfalten können. Das Ganze wirkt lebensecht, eigentlich realer als die zähe Wirklichkeit mit ihren tausend Routinen und Wiederholungen.

Indem die Medienwelt eine vereinfachte soziale Welt anbietet, ersetzt sie den lebendigen Menschen durch ein Abziehbild wie einst die Großwildjäger den Tiger durch sein Fell – als Kaminvorleger in ihrem Salon. Wir stehen oft am Scheideweg: Wählen wir die bequeme Lösung, zentrieren uns auf die Bilder, die wir abschalten und manipulieren können, oder lassen wir uns auf Menschen ein, die nicht berechenbar sind, die schwitzen und riechen, die sich nicht störungsfrei auflösen, sobald wir klicken oder wischen.

In jeder kritischen Lebensphase begleitet und plagt uns diese Alternative zwischen dem Virtuellen und der Wirklichkeit. Hausaufgaben für die Schule sind, wie gesagt, schon immer öde gewesen, aber sie wurden es zehnfach, seit es die Alternative des Computerspiels gibt. Von den Schülerinnen, die ihren Körper nachbearbeiten wollen wie der Programmierer die Fotostrecke eines Models, haben wir schon gesprochen.

Wenn sich ein junger Mann zum heiligen Krieger ernennt und an strategisch bedeutsamem Ort in die Luft sprengt, mutet es einen kritischen Geist absurd an, dass er hofft, auf diesem Weg ins Paradies zu kommen. Aber das Paradies einer schaltbaren Wirklichkeit williger Frauen und blühender Landschaften war noch nie so sehr in Knopfdrucknähe wie heute – und viel mehr tut der heilige Krieger ja auch nicht. Er schaltet sich auf einen neuen Kanal.

Man kann sich vorstellen, wie sich unter traumatischen Lebensumständen und/oder angesichts der Verführung durch fanatische Prediger die Bindung an die Realität lockert und der Gedanke attraktiv erscheint, einen Erdenrest zu atomisieren, um in einer virtuellen Welt anzukommen.

Die Holzenten[47] oder: Eine mitreißende Beziehung

Der 42-jährige Florian ist Jurist und Vater von zwei Töchtern im Kindergartenalter. Er arbeitet in der Rechtsabteilung einer Bank. Seine Frau Betsy ist ein Jahr jünger. Sie hat ebenfalls Jura studiert, aber nach dem ersten Kind ihre Stelle gekündigt. Sie macht jetzt eine Ausbildung zur Heilpraktikerin.

»Wir sind mit unserer Ehe am Ende«, sagt Betsy. »Florian war ein aufgeweckter Kerl, ein richtiges Energiebündel, als wir uns kennenlernten. Und jetzt kommt er nach Hause und nölt, dass die Kinder so laut sind, er hat so viel Stress im Büro, er braucht seine Ruhe. Anfangs habe ich mich gefreut, wenn er nach Hause kam, ich dachte, er macht dann was mit den Kindern, und ich kann mal in ein Buch schauen. Aber dazu ist er viel zu müde.

Also bringe ich die Kinder ins Bett, ich bin dann auch todmüde, schlafe meist in einem der Kinderzimmer fast ein, schaffe es gerade noch, mir die Zähne zu putzen, und bin weg. Sexuell passiert nichts mehr, Florian sitzt dann vielleicht noch ein oder zwei Stunden vor dem Computer, obwohl er am nächsten Tag früh aufstehen muss.«

Florian hat geduldig Betsys Schilderung gelauscht. Er findet seine Ehe nicht am Ende, sondern ganz normal, ebenso seine Müdigkeit. Es geht doch keiner von ihnen fremd, sie lieben die Kinder, da gibt es schlechtere Ehen.

Im Einzelgespräch schildert Florian seinen Arbeitstag. Er blüht auf, sobald er bemerkt, wie sich der Therapeut für das interessiert, was er macht. Er hat ein kleines Team, junge, dynamische Leute, sie sitzen zusammen, schmieden Pläne, gestalten Präsentationen. Florian ist nach neun Stunden Arbeit keineswegs erschöpft. Er nimmt noch mit dem einen oder anderen Kollegen einen Drink, ehe er in die S-Bahn steigt und in den Vorort fährt, wo er seiner Familie ein schönes Haus gekauft hat, zehn Minuten zu Fuß vom Bahnhof.

Und wann wird er müde? Schlagartig, sagt Florian, schlagartig, sobald der Zug in den Bahnhof einfährt und er nach Hause geht, wo Betsy und die Kinder auf ihn warten.

Dann ist es, als ob aus einer unsichtbaren Quelle Blei in ihn fließt und er mit jedem Schritt müder wird. Jetzt merkt er, wie kaputt und zu gar nichts mehr in der Lage er sich fühlt, leer, ausgebrannt. Wenn dann alle im Bett sind und es ruhig wird im Haus, dann fehlt ihm etwas, und er surft im Internet, sieht sich Pornos an. Natürlich sind das blöde Filmchen, und er versteht auch nicht, warum ihn Betsy so gar nicht mehr anmacht.

Viele Ehen zerbrechen an solchen Müdigkeiten. Sie sind der unauffällige Anfang von Auflösungserscheinungen, deren

Tragweite erst erkannt wird, wenn beispielsweise einer der Partner eine neue Beziehung beginnt.

In einer bäuerlich bestimmten Vergangenheit festigte die Ankunft des Hoferben die Ehe. In den individualisierten Beziehungen der Mediengesellschaft treibt die Geburt des ersten Kindes die Scheidungsrate auf den Gipfel. Eine gute Beziehung zweier belastbarer Personen kann mit Mühe Kurs halten. Die um unausgesprochene Wünsche und hohe Rücksichtnahme auf die Kränkbarkeit des Partners zentrierte Partnerschaft geht zu Bruch.

Solange sich Betsy ebenso wie Florian beruflich engagierte, haben sich Liebesrituale aufgebaut, die für beide befriedigend und gleichzeitig kontrollierbar waren. Nach Feierabend gab es einen gemeinsamen Übergang aus der professionellen Anspannung in die Freizeit. Jeder fühlte sich darin von seinem Partner unterstützt und verstanden. Es herrschte eine Symmetrie der Erwartungen; es war möglich, über Kollegen oder den Chef zu lästern und sich dann gegenseitig in den Kränkungen zu trösten, die in jedem Job unvermeidlich sind.

Wo er leistet, will der moderne Mensch einen Lohn; wo er etwas für den Partner tut, will er Anerkennung. Solange zwei Erwachsene miteinander arbeiten und füreinander sorgen, ist es leicht, Symmetrie zu wahren und ein Grundgefühl gerechter Verteilung zu sichern. Die Müdigkeit gegeneinander drückt aus, wie die Eltern resignieren und dem Baby seine Rolle neiden, um den Kummer über den Liebesverlust vonseiten des Partners zu verdrängen.

Die verfahrene Situation lässt sich nur lösen, wenn es den Partnern gelingt, sich wieder dafür zu interessieren, was geschehen ist, warum jetzt jede Seite an ihrem Gegenüber so viel Negatives entdeckt, wo es doch eine Zeit gab, in der sie sich geliebt haben und einander im Guten entdeckten.

Und hier kommen wieder die Medien ins Spiel. Sie sind etwas wie eine Unterströmung, die das nachlässig gesteuerte Schiff von seinem Kurs abbringt und gegen die Klippen treibt. Sie prägen und festigen die Erwartungshaltung, dass wir doch ein Recht darauf haben, genau die Welt zu finden, die wir uns wünschen.

Jeder ist enttäuscht, keiner kann aus dieser Enttäuschung heraus aktiv werden, eine neugierige, forschende Haltung entwickeln. In Florians Ersatzbefriedigung für die verlorene Erotik mit Betsy, der Pornografie im Internet, wird diese Dynamik besonders deutlich. Aber es wäre voreilig, nur ihm die Schuld zu geben. Beide verharren in ihren passiven Ansprüchen. In solchen Paaren ist zumindest in den Anfangsphasen die depressive Symptomatik latent; ihr manisches Pendant lässt sich rekonstruieren: die Überzeugung, dass ich durch die Ehe ein Anrecht auf Symbiose erworben habe – auf einen Partner, der »genau so ist, wie ich ihn brauche und erwarte!«

Man kann in den Spätzuständen, wenn die wechselseitige Spiegelung und Bestätigung das Paar nicht mehr mit Energie versorgt, eine Karikatur dazu zeichnen: zwei Holzenten auf Rädern, jede hat die Schnur der anderen im Schnabel. »Ich wünsche mir so sehr eine mitreißende Beziehung«, sagt die eine. »Ich auch«, sagt die andere.

Solche Pattsituationen können bewusst werden, ihre Gefahren sich dem Paar verdeutlichen lassen. Dann kann sich das unter der zähen Schicht des gemeinsamen Funktionierens gelähmte Interesse für den psychischen Zustand, die Eigenarten der Interessen des anderen neu beleben. Die Bedürfnisse und Haltungen des nur scheinbar vertrauten und bekannten Gegenübers können neu entdeckt werden.

11
Schutz des Planeten, des Körpers und der Seele

Fantasien von Niedergang und Verarmung, die jede Depression begleiten, werden durch das Anwachsen materieller Verwöhnung intensiv gefördert. Die Gefährdung durch Depressionen und der Absatz von Antidepressiva wachsen in den reichen Gesellschaften. Und es wächst auch die Unfähigkeit, Langsamkeit ohne Langeweile zu ertragen.

Wohin auch immer ihre Tentakel greifen, überflutet die Konsumgesellschaft ihre Bürger mit einer hektischen Flut von Informationen. Wer die Möglichkeiten des Internet, der sozialen Medien nutzen möchte, muss sich viel Mühe geben, um sich der Werbung zu erwehren, die durch jede Ritze dringt und immer »persönlicher« wird. Pause und Muße werden ignoriert. Leistung und noch mehr Leistung stellen sich lose übereinander wie ein Kartenhaus – und entwerten sich dann für den Depressiven vollständig in seinem Zusammenbruch. Erst hat er Sinn auf Sinn gehäuft; jetzt fühlt er nur noch Sinnlosigkeit.

Körperliche und geistige Tätigkeit gehorchen einem Rhythmus, der von Anstrengung und Erschöpfung geprägt ist. Besonders anschaulich hat mir das die Bemerkung eines Bauern gemacht. Sein Hof hatte eine weite Sicht auf die Felder in den toskanischen Hügeln. Ich genoss neben ihm die Aussicht und bemerkte, dass die Landschaft um die alten Gehöfte nicht so eintönig sei wie im Talboden. Er erklärte mir, die ursprüngliche Felderteilung in der Landwirtschaft habe sich am *fiato di bestia* orientiert, an der Strecke, die Ochse oder Pferd pflügen konnten, ehe sie verschnaufen mussten. Daher die unterschiedliche, so harmonisch wirkende Einteilung der Felder, der Pflanzungen von Oliven und Reben.

Eine sozusagen antidepressive Haltung der Gesellschaft hängt mit dieser Orientierung an dem Wechselspiel von organischer Anstrengung und Rücksichtnahme auf ihre Grenzen zusammen.

Die Sehnsucht nach vorindustriellen Zeiten, in denen es die Mittel zur Zerstörung dieses Wechselspiels nicht gab, ist ebenso nachvollziehbar wie weltfremd. Wie können wir die manische Verschwendung, an die wir uns gewöhnt haben, so begrenzen, dass künftige Generationen menschenwürdig leben? Ökologische Tugendhaftigkeit wäre nur dann leicht zu erhalten, wenn Verstöße gar nicht möglich sind. Das ist in traditionellen Kulturen der Fall, optimal in denen der Altsteinzeit, in denen keine Bäume gefällt wurden, um Häuser zu bauen und Felder anzulegen. Wenn alles, was sich verändert, allein durch die Körperkraft von Mensch oder Tier verändert wird, ist ökologische Stabilität einfach zu haben.

Solange ich auf Spaziergängen durch die Lücken in der Hecke das Seegrundstück mit dem Bungalow sehe und mir ausmale, wie schön es wäre, hinter diesen großen Fenstern mit der wundervollen Aussicht zu leben, kann ich auch die Vorstellung pflegen, die Besitzer dieses Anwesens seien glückliche Menschen. Sobald ich es selbst besitze, stelle ich nach einem Jahr fest, dass ich schon wochenlang den See und die Berge gar nicht mehr wahrgenommen habe.

Allerdings habe ich mich nachhaltig über die Stehpaddler geärgert, die sich auf meinem Steg trotz des Verbotsschildes sonnen, über das Landratsamt, das die Kosten für die Boje für mein selten genutztes Segelboot erhöht hat. Und obwohl mir gelegentlich auffällt, wie selten ich meine herrliche Aussicht auf den See und das Gebirge genieße, würde ich mich doch sehr elend fühlen, wenn ich nicht mehr das Geld hätte, mir das teure Haus zu leisten, und irgendwo wohnen sollte, wo es keinen Seeblick gibt.

Kurzum, wirklich glücklich machen uns Konsumgüter nur, solange wir andere um sie beneiden.[48] Wenn wir sie besitzen, wird unsere Freude durch Schattenseiten getrübt. Die Eigentümer von Luxusautos und teurem Schmuck haben sich vielerorts selbst aus der freien Beweglichkeit in Stadt und Land vertrieben. Sie sind Flüchtlinge im eigenen Land und leben hinter hohen Mauern und bewachten Schranken.

Glücklich sind auch die Habenichtse nicht. Ihnen fehlen ein Dach über dem Kopf, elementare Hygiene, Essen und sauberes Wasser. Dafür haben sie wenig Angst vor Dieben und Einbrechern. Der mentale Ersatz des Wesentlichen durch das Unwesentliche, der mitmenschlichen Wärme und Sicherheit durch den Besitz, macht alle unglücklicher, als sie sein müssten.

Wir gewöhnen uns an ungesunde Bequemlichkeiten wie die Verfügung über ein Automobil mit zweihundert Pferdestärken, Flugreisen und Supermärkte mit vierzig verschiedenen Jogurtangeboten. Die manische Struktur dieser Existenzform wird verdrängt, die Botschaften der Umweltforscher, dass sie nicht zukunftsfähig sind, werden ungern gehört.

Die Asymmetrie der armen und der reichen Länder führt zu Fluchtbewegungen, die neue Gefühle der Bedrohung wecken und gegenwärtig mehr und mehr auch in Europa und in den USA durch eine Steigerung der manischen Verleugnung abgewehrt werden. Wir beobachten den Rückgriff auf nationalistische, militaristische und rassistische Rhetorik. Die fundamentalistischen Entwicklungen in den islamischen Staaten haben einen in seiner emotionalen Dynamik ähnlichen Hintergrund. Neid führt nicht zur Einsicht, er wird zum Dämon. Er hatte seinen bisher dramatischsten Auftritt am 11. September 2001 an den beiden Türmen des World Trade Centre in New York: Wenn ihr nicht mit uns teilt, sorgen wir dafür, dass es nichts mehr zu teilen gibt.

Während sich die demokratische Haltung durch ihren Respekt vor der überstimmten Minderheit einer Inszenierung von Omnipotenz und totalem Scheitern widersetzt, versprechen rechte Populisten und pseudoreligiöse Hassprediger die Erfüllung der manischen Sehnsüchte mit aggressiven Mitteln. Alles Böse ist außen, bleibt außen, wenn erst die Grenze absolut dicht ist oder der Feind drüben ausgerottet. Die historische Erfahrung zeigt, dass diese Strategie den manisch-depressiven Kippvorgang inszeniert. Welterlösungsversprechen und Untergang bedingen sich gegenseitig.

Die latent oder offen faschistische Rhetorik der Rechten fordert, Empathie zu unterdrücken und sich einer als heroisch erlebten Größenfantasie auserlesener Führer zu unterwerfen, welche das Bedürfnis nach manischer Abwehr auf zwei Wegen erfüllen. Sie entwerfen Hassobjekte, die an Ängsten vor drohenden Einschränkungen der bisherigen Bequemlichkeiten schuld sind. Wenn der Kampf gegen diese Hassobjekte erfolgreich ist und sie hinweggefegt sind, dann entsteht auch eine bessere Welt, in der die Privilegien der eigenen Anhänger gesichert sind.

Eine demokratische Orientierung ist von den Grenzen der eigenen Einsicht und der Notwendigkeit der Kontroverse überzeugt. Niemand kann immer recht haben, immer recht tun. Demokratie in all ihren formalisierten und informellen Gestalten begrenzt zwar manche Gefahren der manischen Überschätzung. Aber sie versagt bisher weitgehend darin, die destruktive Verführungskraft von Waren zu regulieren, welche Körper und Psyche der Konsumenten schädigen.

Wir werden in einer demokratischen Kultur darin gefördert, mit der Kränkung umzugehen, dass es verschiedene Parteien, verschiedene Lebensmodelle gibt. Das Existenzrecht der abweichenden Meinung ist ebenso wichtig wie das Ringen um Mehrheiten. Man hat den Eindruck, dass wir diese demokratische Gewissenhaftigkeit nie so dringend benötigt haben wie heute – und dass sie noch nie so gefährdet war. Die Mediengesellschaft fördert die Neigung zum schnellen, pauschalen Urteil, zum Talkshowgezeter um Rechthaben pur. Sie gefährdet das demokratische Prinzip des Respekts vor der Opposition.

Fairer Konsum?

Wir wissen heute um die ökologische Instabilität der Konsumgesellschaft. Auch angesichts katastrophaler Folgen dominieren Überzeugungen von der absoluten Notwendigkeit des wirtschaftlichen Wachstums.[49] Fast panisch wird eine Diskussion über sinnvolle Minderung der inzwischen gewonnenen Komfortzonen vermieden. Quasi als Surrogat findet eine weitgehend wirkungslose »moralische« Debatte begrenzte Aufmerksamkeit, wie Einzelne durch bewussten Konsum, den Kauf fair gehandelter, biologisch zertifizierter Waren »etwas für die Umwelt tun« können.

Meine eigene Position hat sich von dem Glauben an die Wirksamkeit des moralischen Appells im ersten Text über *Homo consumens* (1972) verändert. Inzwischen bin ich überzeugt, dass die Konstruktion der menschlichen Psyche zu wenig eingebaute Widerstandskraft gegen die Verführungen der Regression und der Illusionsbildung enthält, um ohne äußere Stützen die lebensnotwendige Disziplin zu bewahren oder gar erst aufzubauen, sobald diese durch die Komfortschritte der Konsumgesellschaft erodiert.[50]

Diese Position ist seit der Jahrtausendwende Allgemeingut der Forscher, die sich über diese Zusammenhänge Gedanken machen.[51] Ich bin überzeugt, dass politische Entscheidungen und aus ihnen folgende Regeln für eine zukunftsfähige Wirtschaft das wichtigste Mittel sind, um die depressiven Erkrankungen an der Wurzel zu bekämpfen. In vielen Bereichen der gegenwärtigen Wirtschaft sind Manie und Größenwahn endemisch, etwa im Banksektor oder bei der Automobilindustrie. Alle Aufmerksamkeit richtet sich darauf, wie durch noch mehr Hetze, noch raffiniertere Lügen kurzfristig noch mehr Geld verdient werden kann.

Harald Welzer hat den Klimawandel[52] als einer der ersten Autoren als *soziale* Krise beschrieben, in der Gewalt als Problemlösungsstrategie in die Politik zurückkehrt. Ein Zusammenbruch der politischen Ordnung in weiten Teilen der Welt sei nur abzuwenden, wenn die Konsumgesellschaften umdenken. Er betont, dass weder das subjektiv erlebte Glück noch die Zukunftstauglichkeit unseres Lebens von Wachstum, Effizienz und Konsum abhängen, sondern durch Selbstdenken und Selbsthandeln organisiert und intensiviert werden sollten.[53]

Dieses Konzept enthält auch eine wichtige Botschaft im Hinblick auf gesellschaftliche Veränderungen, welche die Depressivität bekämpfen. Die mentale Struktur hinter dem manisch-depressiven Geschehen ist das passive Liebesbedürfnis, der Verzicht auf geistige und emotionale Autonomie, um die Liebe der Eltern und in der Folge die Anerkennung der Kollegen und Vorgesetzten nicht zu verlieren. Alle gesellschaftlichen Routinen, welche die verlorene Autonomie zurückgewinnen, sind auch auf gesunde Weise antidepressiv. Die Abhilfe durch Medikamente hingegen fördert das kulturelle manisch-depressive Geschehen.

Dass Veränderungen des Konsumverhaltens möglich sind, die vor vierzig Jahren undenkbar waren, zeigt sich an der gelungenen Verbannung des Tabakrauchs aus öffentlichen Räumen. Wissenschaftlich bewiesen waren die Schäden an Lunge und Blutgefäßen schon in den Fünfzigerjahren, als in Autos, in Betrieben, im Kino sowohl im Parkett wie auf der Leinwand gequalmt wurde. Allmählich haben die Menschen nicht nur eingesehen, wie gefährlich (Passiv)Rauchen ist, auch der Gesetzgeber bot der Lobbyarbeit einer mächtigen Industrie die Stirn.

Das ist ermutigend und betrüblich zugleich. Es zeigt, wie lange es dauert, bis eine richtige und hilfreiche Einsicht

Mehrheiten gegen eine starke, entschlossen lügende Lobby findet. Immerhin musste nach Tschernobyl noch ein zweiter Atomreaktor in Japan außer Kontrolle geraten, ehe sich in Deutschland eine politische Mehrheit gegen eine Technologie fand, in der Selbstüberschätzung und Leugnung von Gefahren sprechende Symbole gefunden haben. Andere Länder sind noch nicht so weit, sie halten an einer Technologie fest, die ohne die Macht der manischen Abwehr von Anfang an als vernunftwidrig beurteilt worden wäre.

Die Bauern und Fischer um Fukushima wurden vergewaltigt. Sie hatten keinerlei Nutzen von einer Stromproduktion, mit deren Hilfe Manager ihren Profit machen wollten, ohne die Folgen abschätzen zu können. Auch die Politiker, die das Ganze genehmigt hatten, saßen während und nach der Katastrophe sicher in der Hauptstadt. Beraubt wurden nur die Menschen vor Ort. Man kann sich in ihre Trauer einfühlen, wenn Erde und Wasser, mit denen sie seit Jahrhunderten leben, plötzlich zu Gift werden. Und man findet hier auch einen wichtigen Baustein der Unglaubwürdigkeit von Politikern und Medien.

In einem zähen Kampf hat die Tabakindustrie ihre Werbung opfern müssen, wonach Menschen durch Zigarettenrauch glücklicher werden – ein charakteristisches Beispiel, wie sich in den Mechanismen der Konsumgesellschaft Lüge und Depression spiegeln. Der Duft von Freiheit und Abenteuer ist nicht mehr glaubwürdig, wenn der Marlboro-Cowboy an Lungenkrebs stirbt.

In vielen anderen Lebensbereichen sind die Lügen der Reklame noch völlig salonfähig, etwa in der Vorspiegelung, dass

Zucker »gesund« sei. Die Nationalmannschaft und bekannte Sportler werben für Nutella, eine Creme, die aus Zucker und Fett angerührt ist. Überall wird für zuckerhaltige Brause geworben, die gesundheitsschädlich ist und viel teurer als Leitungswasser. Softdrinks verleihen weder Jugend noch Flügel, eher Karies und Diabetes. Die Reklame für sie ist aufwendiger als die Produktion. Red Bull gab 2009 eine Milliarde Euro für Werbung aus, während es nur 600 Millionen kostete, das Getränk zu produzieren. Der Gesetzgeber schweigt.

Im Jahr 2013 hat die deutsche Wirtschaft mehr als 30 Milliarden in Reklame investiert; die US-Autoindustrie gibt jedes Jahr ebenso viel für ihre Produktpräsentationen aus. Die öffentlichen Ausgaben für Erwachsenenbildung zu verantwortungsvollem Konsum sind, damit verglichen, lächerlich klein. Besonders ärgerlich ist, dass bereits Kinder intensiv beworben werden, ohne dass der Staat einschreitet.[54] Sie sehen im Alter zwischen sechs und zwölf Jahren monatlich rund tausend Werbespots und Werbebanner im Internet.

In Österreich und Dänemark ist Werbung im Umfeld von Kindersendungen verboten, ein sinnvoller, kleiner Schritt. Seit bald zwei Jahrzehnten *muss* Zigarettenwerbung auf den Gesundheitsschaden hinweisen – Michael Kopatz fordert, dieses Prinzip auszuweiten, Autowerbung mit dem Klimaschaden zu verknüpfen, Süßigkeiten mit Diabetes, Werbung zu besteuern, um Gegenwerbung in der Erwachsenenbildung zu finanzieren.[55]

Es geht in der von Kopatz entwickelten *Ökoroutine* darum, persönliche Einsicht in den destruktiven Weg der Konsumgesellschaft mit neuen Regeln und gesetzlichem Zwang zu verknüpfen. Kopatz macht hier durchdachte Vorschläge in viele Richtungen – weniger Energieverbrauch, gesündere Ernährung, weniger neue Straßen und Gebäude, Grenzen für ungesundes Wirtschaftswachstum, Kampf gegen Murks (etwa durch grundsätzlich mehrjährige Garantie auf Produkte).

Eine besonders hilfreiche Maßnahme gegen die psychischen Erkrankungen und für die Schonung seelischer Ressourcen scheint mir die *Kurze Vollzeit* als gesetzliche Grenze für die Regelarbeitszeit. Statistisch lässt sich belegen, dass in der Konsumgesellschaft mehr Menschen um ein konstantes Angebot an Arbeitsplätzen konkurrieren. Inhaltlich fallen zahlreiche »einfache« Arbeitsplätze weg; was früher am Bankschalter oder im Fahrkartenverkauf, an der Ladentheke und am Fließband Menschen leisteten, erledigen heute Automaten.

Dafür werden neue, sehr komplexe Arbeitsplätze geschaffen. Mit ihnen wächst die Gefahr, dass sich die Gesellschaft spaltet, dass es sozusagen unendliche Arbeitszeiten für die Hochqualifizierten gibt, die als IT-Berater, Vertriebsingenieure, Medienmanager am besten sieben Tage und 24 Stunden erreichbar sein sollen, während in der abgehängten Hälfte der Gesellschaft resignierte Hartz-4-Empfänger an ihre Kinder womöglich nur noch ihr Wissen über das Leben auf der Basis staatlicher Hilfen weitergeben können.

Alexander Mitscherlich hat in seiner Analyse der »vaterlosen Gesellschaft«[56] die neurotische Gefährdung beschrieben, die durch das ferne, gewissermaßen abstrakte Vaterbild entstehen muss. Jungen fehlt die Begegnung mit einem erwachsenen Mann in den Familien, in Kindergarten, Grundschule und Hort. In der vorindustriellen Gesellschaft waren die meisten Väter in ihrer Tätigkeit präsent, als Bauern, als Handwerker.

Heute lernen Kinder erschöpfte Väter und Mütter kennen, die nach ihrer unsichtbaren Arbeit Rücksichtnahme verlangen. Ihr Tun tagsüber bleibt rätselhaft und ist eher negativ als positiv konnotiert. Diese Situation trägt zu dem typischen Dilemma des Aufwachsens in der Moderne bei, in das sich Jugendliche gezwungen fühlen: *Ich will auf keinen Fall so werden wie mein Vater, meine Mutter – woran kann ich mich dann orientieren?*

Während Mitscherlich sich in den Sechzigerjahren noch auf die »Vaterlosigkeit« konzentrierte, hat sich das Problem heute ausgeweitet. Man kann von Elternlosigkeit sprechen.

In der therapeutischen Arbeit wird deutlich, dass Kinder unter hartnäckigen Störungen ihres Selbstgefühls leiden, wenn sie der Unzufriedenheit einer Mutter ausgesetzt sind, die offen oder latent darüber klagt, dass ihr die berufliche Bestätigung geraubt wurde. Die narzisstische Bedeutung des Berufs und der Berufsarbeit hat zugenommen. Wir ordnen Menschen bevorzugt danach ein. Was jemand »ist«, hängt davon ab, was er »macht«. Die aus beruflicher Quelle fließende Aufwertung kann zu Erscheinungen führen, die einer Sucht ähnlich sind (obwohl es angreifbar bleibt, von »Arbeitssucht« zu sprechen).[57] Leitbild der Ökoroutine ist die Kurze Vollzeit. Sie greift gewerkschaftliche Positionen auf (»Am Samstag gehört Vati mir«), die nach langen Kämpfen die Wochenarbeitszeit von 49 Stunden schrittweise auf die Fünftagewoche reduziert haben. Damals war die partnerschaftliche Teilung der Haus- und Kinderarbeit kaum Thema. Heute fühlen sich viele Paare der Mittelschicht im Zeitstress, wenn es darum geht, Familie und Beruf zu vereinbaren. Eine große Mehrheit der Beschäftigten (rund 80 Prozent) wünscht sich bessere Angebote von Teil- und Elternzeit; nur ein Drittel der Betriebe ermöglicht sie. Hier könnte der Gesetzgeber der Vernunft unter die Arme greifen. Wenn Vollzeitbeschäftigung mit 30 Stunden pro Woche »normal« wird, entstehen neue Arbeitsplätze.

Jeder vierte Beschäftigte hat gegenwärtig innerlich gekündigt, mehr als die Hälfte machen Dienst nach Vorschrift.[58] Drei Viertel der Erwerbstätigen sind mit der Balance zwischen Beruf und Familienzeit unzufrieden; das gilt vor allem für die Familien mit Kindern. Kinderlose finden ihre Work-Life-Balance viel eher in Ordnung. Aber jedes Kind mehr weckt den Wunsch nach kürzeren Arbeitszeiten.

Das Beratungsunternehmen Prognos hat 2005 ausgerechnet, dass das deutsche Bruttosozialprodukt um 250 Milliarden Euro steigen könnte, wenn es gelänge, bis 2020 ein Drittel der Beschäftigten in Work-Life-Balance-Konzepte einzubinden. Dieser Prozess würde auch zu einer Million zusätzlichen Geburten führen.[59] Nicht nur die Familien würden profitieren, auch die Unternehmen, nämlich durch geringeren Krankenstand und höhere Produktivität.

Wir haben beschrieben, wie das Gemisch aus elterlicher Angst, Leistungsdruck und geringer Verfügbarkeit von entspannten, gut gelaunten Erwachsenen in der kindlichen Umgebung die entwicklungsdynamischen Voraussetzungen für einen depressiven Zusammenbruch schafft.

Ein Umdenken in Richtung auf die Kurze Vollzeit und die gerechte Verteilung von Berufs- und Familienarbeit auf beide Eltern setzt die Abkehr von veralteten Rollenbildern voraus – vor allem aber auch mehr Abstand von manischen Ansprüchen. Es geht um die Fähigkeit, sich von dem Lebensentwurf eines steten Aufstiegs zu verabschieden.

Die Autos werden jedes Jahr bequemer und stärker, die Computer schneller, die Fernsehbildschirme größer, die Bildschirmspiele lebensechter. Und da sollen Menschen innehalten, sollen aufhören, das Letzte aus sich herauszuholen, sollen sich sagen: »Heute ist es genug« und nach Hause zu ihrer Familie gehen, um in sich und in ihren Kindern die Überzeugung zu festigen, dass Menschen interessanter sind als programmierte Bilder?

Dass das in der Tat geht, wenn entsprechende Strukturen geschaffen werden, zeigt ein Experiment in einem Arbeitsfeld, das mehr als die meisten anderen von Dauerstress geprägt ist. In einer internationalen Beratungsfirma, der Boston Consulting Group, wurden geplante Auszeiten eingeführt: Die Mitarbeiter *mussten* sich einen Tag in der Woche freinehmen, ob sie nun wollten oder nicht. Das befremdete die ehrgeizigen jungen Akademiker sehr – und führte doch zu verblüffend positiven Ergebnissen. Nach einigen Monaten stieg die Qualität der Arbeit; diese wurde positiver bewertet als in Teams, in denen diese Regelung nicht eingeführt war. Die Mitarbeiter freuten sich auf ihren freien Tag und holten das Versäumte mühelos wieder ein, obwohl sie anfangs das Empfinden hatten, »als ob man jemandem die rechte

Hand auf dem Rücken festbindet, damit er lernt, die linke zu gebrauchen«.[60]

Die meisten Einwände gegen die Kurze Vollzeit wachsen aus einer manischen Auffassung über die Berufsarbeit. Etwa »das geht nicht für Führungskräfte« , »das ist eine Vergeudung von Fachkompetenz«, »das ist ineffizient« und »wirtschaftlich nicht verkraftbar«. Führungskräfte halten sich oft für unentbehrlich – dabei wäre es ihre wichtigste Aufgabe, gut zu delegieren und ihre Mitarbeiter nicht durch Selbstdarstellung von der Arbeit abzuhalten.

Wenn ein Mitarbeiter pünktlich nach Hause geht und den nächsten Tag mit Partner und Kindern verbringt, muss er seine Arbeit sorgfältiger dokumentieren und für die Kollegen transparent machen. Das verbessert die Kommunikation und erleichtert wechselseitige Vertretung, steigert also die Effizienz der Arbeit. Dass das keine leeren Hoffnungen sind, hat die Begleitforschung gezeigt.[61]

Wer sich mit diesen Zusammenhängen beschäftigt, kann die enge Verknüpfung von manischer Abwehr, Konsumorientierung und der im Hintergrund wartenden Depression erkennen – wenn er dazu bereit ist. Die meisten Konsumgüter sind ebenso wie die Werbung für sie etwas wie Pralinen der Manie, Konzentrate einer Lebensauffassung, welche reale Freuden preisgibt für eine überzuckerte Intensivierung und mit deren Hilfe man die Angst vor dem Niedergang verschwinden lässt.

Weil der Beruf so viel Zeit frisst, sinkt aus Gründen der Zeitersparnis die Lebensqualität, gibt es keine Muße mehr, selbst Musik zu machen, selbst zu kochen. Schnelligkeit des Redens, des Denkens bis hin zur sogenannten Gedankenflucht, in der nichts mehr zu Ende gedacht werden kann, haben Psychiater der klassischen Ära zum zentralen Symptom der Manie erklärt. Was würde Emil Kraepelin zu den Musikvideos und Werbespots der gegenwärtigen Medienindustrie sagen?

Zeit ist nicht Geld, sie ist Leben

Aber da Geld leichter zu kontrollieren ist als Leben, hat die Formel *Zeit ist Geld* die Qualität einer Sucht. Wer arbeitet, kann seine Ängste besser kontrollieren, er hat Anteil an einer großen, mächtigen, kollektiven Sinnstiftung, die längst nicht in dieser Sicherheit und Intensität zu haben ist, wenn er das Obst aus seinem Garten zu Marmelade verkocht oder mit seinen Kindern spielt. Rein ökonomisch genügt inzwischen sehr viel weniger Arbeitszeit, um die Güter des täglichen Bedarfs zu kaufen. Für einen Fernseher mussten wir 1960 im Durchschnitt noch 338 Stunden arbeiten, 2013 waren es nur noch 27 Stunden (und der Fernseher war besser). Für ein Kilo Brot oder einen Liter Benzin hat sich diese durchschnittliche Zeit immerhin halbiert. Wir könnten bei gleichem Lebensstandard also sehr viel weniger arbeiten – aber wir arbeiten vielfach erheblich länger.[62]

Erst wenn Einsicht und Zwang zusammenwirken, kann der Entzug von dieser industriellen Auffassung der Zeit beginnen und gelingen.

Die Appelle zu mehr Muße, mehr Zeit für die Familie, für eine Bürgerinitiative reichen allein nicht aus.

Wir brauchen Strukturen, die den Weg in diese Richtung weisen, damit *Homo sapiens* den *Homo consumens* überleben kann.

ANMERKUNGEN

1 Die Hintergründe dieser Idylle und ihres tragischen Endes habe ich nach dem Tod meiner ersten Frau aufgezeichnet; der Bericht ist 2016 unter dem Titel »Die Seele des Psychologen« in Zürich bei Orell-Füssli erschienen.

2 Wie alle Fallgeschichten in diesem Buch ist auch diese fiktiv, aber aus Beobachtungen in der analytischen Praxis aufgebaut.

3 Aufgerufen im Internet am 13.8.2016

4 Zitat aus dem Depressionsatlas: »Der Anteil von Erwerbspersonen, die in einer Tätigkeitsgruppe von einer Depression betroffen waren, variierte zwischen 2,54 Prozent in der Tätigkeitsgruppe ›Erziehung, soziale und hauswirtschaftliche Berufe, Theologie‹ und 0,98 Prozent in der Tätigkeitsgruppe ›Hoch- und Tiefbauberufe‹ sowie 0,97 Prozent in der Gruppe ›(Innen-)Ausbauberufe‹.

Weitere Tätigkeitsgruppen mit verhältnismäßig hoher Betroffenenrate sind ›Nicht-medizinische Gesundheits-, Körperpflege- und Wellnessberufe, Medizintechnik‹, ›Schutz-, Sicherheits- und Überwachungsberufe‹ sowie ›Berufe in Recht und Verwaltung‹, während sich niedrige Betroffenenraten auch in den Gruppen ›Informatik-, Informations- und Kommunikationstechnologieberufe‹, ›Land-, Tier- und Forstwirtschaftsberufe‹ und ›Mechatronik-, Energie- und Elektroberufe‹ finden.«

5 Wie man Psychologe wird, Internationaler Psychoanalytischer Verlag, Leipzig/Wien/Zürich 1927

6 Herbert Freudenberger: Staff Burn-Out. In: Journal of Social Issues Jg. 30, Nr. 1., 1974, S. 159-165

7 International Classification of Diseases – Internationale Klas-

sifikation der Krankheiten –
ist ein weltweit anerkanntes
Klassifikationssystem in der
Medizin.

8 AU ist die gängige Abkürzung
für Arbeitsunfähigkeit.

9 Schmidbauer, W.: Helfersyndrom und Burn-out-Gefahr,
München 2001

10 Ausführlich beschrieben sind
diese Entwicklungen in
W. Schmidbauer, Persönlichkeit und Menschenführung,
München 2004 (und E-Book),
S. 76 f. Daraus ist auch das
folgende Beispiel entnom-
men.

11 Retzer, A.: Miese Stimmung.
Eine Streitschrift gegen
positives Denken. Frankfurt am
Main 2012

12 Simon & Schuster Canada,
Toronto 2010, ISBN:
9781416569800

13 Allan V. Horwitz, Jerome C.
Wakefield: The Loss of Sadness.
How Psychiatry Transformed
Normal Sorrow into Depres-
sive Disorder. Oxford Univer-
sity Press, 2007

14 Freud, S.: Studien über Hyste-
rie, Ges. W. I, Frankfurt am
Main 1950

15 Schmidbauer, W.: Helfen als
Beruf. Die Ware Nächstenliebe.
Reinbek 1983, E-Book 2011

16 Free Press 2010, deutsch unter
dem Titel »Wie Amerika den
Rest der Welt verrückt macht«
im DGVT-Verlag 2016

17 Illich, I.: Die Nemesis der Medizin, Reinbek 1979

18 Schultz, K.: New York Times
Magazin, 22/2004

19 Robert Withaker, Anatomy of
an Epidemic, in: Ethical Hu-
man Psychology and Psychiatry,
Vol. 7, Nr. 1, Spring 2005. Aus
dem Internet abgerufen am
14.8.2016

20 Moncrieff, J., The Bitterest Pills:
the troubling story of anti-
psychotic drugs. Palgrave Mac-
millan 2013

21 In den Schocktherapien werden
die Kranken bewusstlos gemacht, in der Hoffnung,
dass sie danach gebessert aufwachen. Diese »Kur« ist oft
mit der legendären Schlangengrube verglichen worden, in die
angeblich in Persien Geis-
teskranke geworfen wurden,
denn ein Schrecken, der dem
Gesunden den Verstand raube,
müsse ihn dem Irren zurück-

geben. Zu vermuten ist eher,
dass entsprechende »Behandlungen« die Aggression der
Behandler rationalisieren, wie
z.B. auch die beim hysterischen
Anfall empfohlene ärztliche
Ohrfeige.

22 Neuroleptikum heißt wörtlich
in seiner griechischen Wurzel »Nerven(weg)nehmer«,
von Neuron für Nerven und
lambanein für wegnehmen, in
Besitz nehmen. Ein sprechen-
der Begriff, der auf die »an-
tipsychotischen« Medikamente
angewendet wird, von denen
Chlorpromazin das erste,
weit verbreitete ist. Ähnliche
Wortwurzeln haben noch
Epilepsie und Katalepsie,
Bezeichnungen für (Anfalls-)
Leiden, in denen das Bewusstsein gestört ist.

23 Der Begriff »Placebo« (wörtlich: ich werde gefallen) passt
hier nur bedingt, weil Placebos
normalerweise keine körperliche Wirkung haben; die Pillen
bestehen meist aus Milchzucker. Chlorpromazin hat aber
erhebliche Wirkungen auf den
Organismus – freilich keine
kausalen auf die psychische Störung. Der Begriff des Placebo
wird hier erweitert auf eine

medikamentöse Suggestion, die
mit einer physiologischen Heil-
wirkung wenig mehr zu tun hat
als die Gabe eines sehr bitteren
Medikaments, wenn ein Kind
»schulkrank« ist.

24 Jablensky, A.; Sartorius, N.;
Ernberg, G.; Ansker, M.;
Korten, A.; Cooper J.; et al.:
Schizophrenia: Manifestations,
incidence and course in diffe-
rent cultures. A World Health
Organization ten-country study.
Psychological Medicine,
(Monograph Suppl.20), 1995.
Anzumerken ist noch, dass
psychisch Kranke in einer
Konkurrenzgesellschaft wie in
den USA als »problemati-
scher« angesehen werden und
auch deshalb mehr Medika-
mente bekommen als in armen
Ländern.

25 Fava, G., Do antidepressant
and antianxiety drugs increase
chronicity in affective disorders?
Psychotherapy and Psychoso-
matics, 1994, 61, 125–131
Fava, G., Can long-term treat-
ment with antidepressant drugs
worsen the course of depression? Journal of Clinical Psychiatry, 2003, 64, 123–133

26 Die seltenen Fälle, in denen
diese Situation später zum

Amoklauf eskaliert, stehen für das Scheitern einer solchen Hilfe. Der Teufelskreis hat sich nicht unterbrechen lassen. Alle Täter von Schulamokläufen der jüngsten Jahre fühlten sich von ihren Kameraden oder den Lehrern »gemobbt« und beschlossen, sich zu rächen.

27 Schmidbauer, W.: Alles oder nichts. Über die Destruktivität der Ideale. Reinbek 1980.

28 Harald Pühl, Wolfgang Schmidbauer (Herausgeber), Eventkultur, Berlin 2007

29 Schäfer, Markus, und Oliver Quiring: Gibt es Hinweise für einen »Enke-Effekt«? – Die Presseberichterstattung über den Suizid von Robert Enke und die Entwicklung der Suizidzahlen in Deutschland. In: Publizistik, 2013, 58(2). S. 141–161.

30 Sue Klebold, Liebe ist nicht genug. Ich bin die Mutter eines Amokläufers, Frankfurt am Main 2016

31 Aus: Kinder- und Hausmärchen der Brüder Grimm, Auflage aus letzter Hand (1857). Die alte Schreibweise wird beibehalten – eine kleine Tole-

ranzübung im Nicht-recht-haben-Müssen in Sachen Rechtschreibung.

32 Siehe W. Schmidbauer, Lebensgefühl Angst, Freiburg 2005

33 Zu den Jägern und Sammlern ist der von Richard Lee und Irven DeVore herausgegebene Band »Man the Hunter« (Chicago 1968) immer noch eine anregende Lektüre. Vgl. auch Schmidbauer, W.: Jäger und Sammler. Als sich die Evolution zum Menschen entschied, Planegg 1973

34 Margaret Mead war eine US-amerikanische Ethnologin. Sie ist neben Ruth Fulton Benedict die Hauptvertreterin der Culture and Personality School. Ihr wichtigster Text: Sex and Temperament in Three Primitive Societies. 1935; dt. Übersetzung: Jugend und Sexualität in primitiven Gesellschaften. Teil 1: Kindheit und Jugend in Samoa. Teil 2: Kindheit und Jugend in Neuguinea. Teil 3: Geschlecht und Temperament in drei primitiven Gesellschaften. Eschborn 2002

35 Das Memorandum »Reflexive Neurowissenschaft« mit einer

ausführlichen Darstellung des Themas findet sich auf der Website von Psychologie heute.

36 Vgl. W. Schmidbauer, Helfen als Beruf. Die Ware Nächstenliebe. Reinbek 1982

37 Otto F. Kernberg: 30 Methoden zur Unterdrückung der Kreativität von Kandidaten der Psychoanalyse. In: Psyche 52, 1998, S. 199–213.

38 Eine Untersuchung dazu: Schmidbauer, W.: Freuds Dilemma. Die Wissenschaft von der Seele und die Kunst der Psychotherapie, Reinbek 1999

39 Zit. n. Julia Friedrich und Thorsten Padberg, Aus dem Schatten ans Licht, Zeitmagazin 25/2016, S. 20

40 1974 sang Bob Dylan zum ersten Mal dieses später sehr beliebte und vielfach gecoverte Lied, das eher den Geist der Jugend beschwor als die Verleugnung des Alters, wie spätere Buchtitel zur Anti-Aging-Medizin.

41 Das war 1962 nicht mit den Praktika der Gegenwart zu vergleichen, die vielfach erst nach Abschluss des Studiums erfolgen. Praktika dauerten

sechs Wochen und sollten vor dem Vordiplom absolviert werden.

42 Niccolò Machiavelli, Il Principe. Der Text wurde 1513 in Florenz verfasst, erschien aber erst 1532 in Buchform.

43 W. E. Müller, Besonderheiten der Psychopharmakotherapie im Alter, in: Hans Förstl (Hg.), Lehrbuch der Gerontopsychiatrie, Stuttgart 1997, S. 141–151

44 J. R. R. Tolkien, Herr der Ringe, Stuttgart 1970, Bd. II, S. 135

45 Deutsch: Verloren unter 100 Freunden: Wie wir in der digitalen Welt seelisch verkümmern, München 2011

46 University of Michigan: Empathy: College students don't have as much as they used to. 27 May 2010: http://www.ns.umich.edu/htdocs/releases/story.php?id=7724 Abgerufen am 23.10.2016

47 Dieses Beispiel greift auf eine Kasuistik in W. Schmidbauer, Partnerschaft und Babykrise, Gütersloh 2012, zurück.

48 Frank Hyneman Knight, Begründer der wirtschaftsliberalen Schule: »Es liegt in der Natur des Menschen, umso

unzufriedener zu sein, je besser es ihm geht.« (zit. n. M. Kopatz, Ökoroutine, München 2016, S. 56). In solchen Äußerungen wird ein naives Menschenbild deutlich, das die Konsumgesellschaft bereits voraussetzt; für den Menschen in seiner während der Evolution vorherrschenden Umwelt ohne Akkumulationsmöglichkeiten gilt diese Aussage über seine »Natur« keineswegs. Vgl. W. Schmidbauer, Jetzt haben, später zahlen, Reinbek 1995.

49 Vgl. Meinhard Miegel, Exit. Wohlstand ohne Wachstum, Berlin 2016, sowie Ralf Fucks, Intelligent wachsen. Die grüne Revolution, München 2011

50 W. Schmidbauer, Jetzt haben, später zahlen. Die seelischen Folgen der Konsumgesellschaft, Reinbek 1995. Ders.: Das Floß der Medusa. Was wir zum Überleben brauchen, Hamburg 2012

51 Eine aktuelle Zusammenschau bietet Michael Kopatz, Ökoroutine. Damit wir tun, was wir für richtig halten, München 2016

52 Klimakriege. Wofür im 21. Jahrhundert getötet wird, Frankfurt am Main 2008

53 Welzer ist Mitbegründer der gemeinnützigen Stiftung FUTURZWEI. Stiftung Zukunftsfähigkeit, die sich das Aufzeigen und Fördern alternativer Lebensstile und Wirtschaftsformen zur Aufgabe gemacht hat. Vgl. H. Welzer: Selbst denken. Eine Anleitung zum Widerstand, Frankfurt am Main 2013, sowie H. Welzer, B. Sommer: Transformationsdesign. Wege in eine zukunftsfähige Moderne, München 2014

54 Susanne Gaschke: Die verkaufte Kindheit. Gütersloh 2011

55 Michael Kopatz, Ökoroutine. Damit wir tun, was wir für richtig halten, München 2016

56 A. Mitscherlich: Auf dem Weg zur vaterlosen Gesellschaft. Ideen zur Sozialpsychologie, München 1963

57 Klinisch sollte der Suchtbegriff auf Abhängigkeiten beschränkt bleiben, die sozial unerwünscht und »krankhaft« sind. Das gilt weder für Arbeit noch für Liebe; es ist

unsinnig, z.B. einen von seiner
Aufgabe besessenen Künstler
oder Wissenschaftler »arbeits-
süchtig« zu nennen.

58 Kopatz, a.a.O., S.249

59 Kopatz, a.a.O., S.250

60 Kopatz, a.a.O., S.254

61 Kopatz, a.a.O., S.256

62 Kopatz, a.a.O., S.257

Warum Konsum »dumm« macht

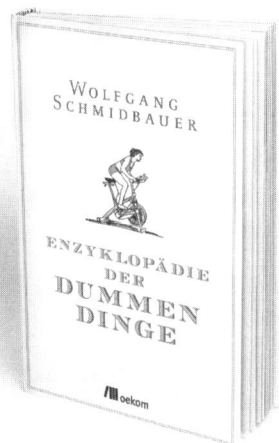

Wolfgang Schmidbauer
Enzyklopädie der Dummen Dinge

oekom verlag, München
240 Seiten, Hardcover
17,95 Euro
ISBN: 978-3-86581-732-7
Erschienen 2015
Auch als E-Book erhältlich

»Eine tiefgründige Kritik, gespickt mit Anekdoten und äußerst unterhaltsam.«

enorm

Der bekannte Psychotherapeut Wolfgang Schmidbauer spürt Gegenständen nach, die derart alltäglich sind, dass wir vergessen haben zu hinterfragen, was sie neben ihrem Funktionieren mit uns machen. Geräte, die unsere handwerklichen Fähigkeiten untergraben, Wochenendhäuser, die sich als arbeitsintensiver Ballast entpuppen – das sind nur zwei Beispiele, die zeigen, dass Komfort mehr als nur eine bequeme Seite hat.

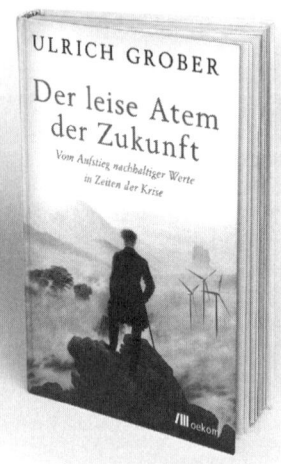

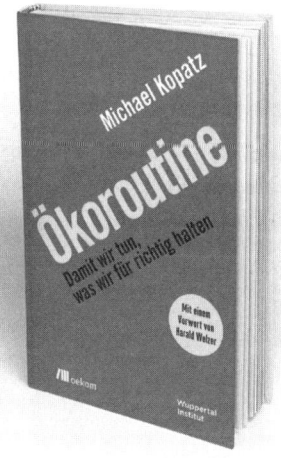

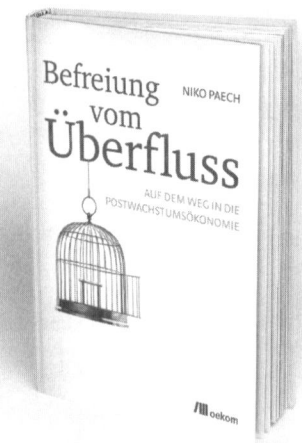
 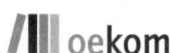